# 熙玥叙语

——一个心理咨询师的成长历程（第二版）

吴熙玥 著

中国轻工业出版社

## 图书在版编目（CIP）数据

熙珺叙语：一个心理咨询师的成长历程／吴熙珺著.—2版.—北京：中国轻工业出版社，2020.3（2025.9重印）
ISBN 978-7-5184-2705-5

Ⅰ.①熙…　Ⅱ.①吴…　Ⅲ.①心理咨询　Ⅳ.①B849.1

中国版本图书馆CIP数据核字（2019）第245659号

保留所有权利。未经中国轻工业出版社书面授权，任何人不得以任何方式（包括但不限于电子、机械、手工或其他尚未被发明或应用的技术手段）复印、拍照、扫描、录音、朗读、存储、发表本书中任何部分或本书全部内容，以及其他附带的所有资料（包括但不限于光盘、音频、视频等）。中国轻工业出版社未授权任何机构提供源自本书内容的电子文件阅览、收听或下载服务。如有此类非法行为，查实必究。

责任编辑：陈　珵　　　　　责任终审：杜文勇
文字编辑：王雅琦　　　　　责任校对：刘志颖
策划编辑：阎　兰　　　　　责任监印：吴维斌

出版发行：中国轻工业出版社（北京鲁谷东街5号，邮编：100040）
印　　刷：三河市双升印务有限公司
经　　销：各地新华书店
版　　次：2025年9月第2版第3次印刷
开　　本：880×1230　1/32　印张：8.25
字　　数：123千字
印　　数：5001—7000
书　　号：ISBN 978-7-5184-2705-5　定价：58.00元

读者热线：010-65181109
发行电话：010-85119832　010-85119912
网　　址：http://www.chlip.com.cn　http://www.wqedu.com
电子信箱：1012305542@qq.com
版权所有　侵权必究
如发现图书残缺请拨打读者热线联系调换
251571Y2C203ZBW

## 第二版前言

2019年修订再版此书时，心理咨询师的考证有了很大的变化。2017年国家取消了心理咨询师不同级别的证书，这个改变给各地组织考证的机构带来巨大变化，考证的业务不再被需要，机构的运营必须转型，有些机构做了停止营业的决定。我想这是一个很不容易的决定。认证取消是会消除人们想成为心理咨询师的愿望，还是会激起人们好好学咨询的热情，都有待观察。

无论未来会有什么样的新政策规范心理咨询师这个行业，从社会变迁发展的趋势来看，心理咨询会越来越被需要，因为在快速变化的时代中，人们面对的生活议题远比过去复杂。学好心理咨询，成为人们面对生活困难时需求帮助的资源，是心理咨询师需要思考和努力之处。

以前生活困难时，可以有整个家族予以支持。但当小家庭成为主流之后，虽然父母与长辈仍会关心支持我们，但遇到急速变化的现代生活的挑战时，他们可能也不知道如何陪伴、帮助我

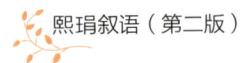

们。当然人们也可以用各种方法来自助，例如看书、参加讲座、旅行、运动以及找好友聊聊等，但这些方法的专业与时效性都不足以全面涵盖支持人们的需求。因此，受过系统训练的咨询师必将成为人们面对生活困难挑战的一个重要资源。

另外，现代人生活忙碌，同时要做许多事情、接受许多信息、体验许多人际关系，还要不断完善自己的家庭关系。这样一来，就比较少有机会通过好好的对话去靠近和理解自己，明白真正属于自己的想法。从心理学的角度，我们都知道理解和觉察自己，才能带来更多属于自己的生命的成长。因此，有接受过专业训练的咨询师陪伴我们进行自我理解和觉察、进而带来自我成长，是最有效的提升生活质量的助力。

总之，我想强调的是，咨询师这一职业对这个时代的意义和价值，是少数新兴人工智能产业（Artificial Intelligence，简称AI）所无法取代的，这点也被许多研究所证明。因为咨询师要思考的是千变万化和富有创意的材料，而非逻辑条理及关系清楚的说明。咨询师的专业能力也是其他与人相关工作的专业的根本，例如企业员工帮助计划（Employee Assistance Program，简称EAP）、教练（Coaching）、企业顾问（Consultant）等。若拥有心理咨询专业能力做根基，必然会给和不同性质专业与族群的人进行工作交流带来极大的帮助。这也是为什么在西方的社会里，做企业教练顾问工作的人一般都具备心理咨询师专业的背景，这样他们才能更游刃有余。

## 第二版前言

我是一个在西方受过严格的咨询专业训练出来的咨询师和家庭婚姻治疗师,也一直非常感恩自己可以有这个机缘、在这样的环境中磨炼与发挥专业能力。我也很珍惜自己对咨询和家庭婚姻治疗的热情与坚持。每当有机会陪伴来到我前面的来访者和家庭时,看到他们与我开展对话带来的改变和帮助,我的内心总有满满的感动和感谢,也更提醒自己要好好陪伴更多有缘人,希望专业的对话可以帮助人们渡过难关,迈向人生的希望之旅。

虽然现在我的工作有所转型,更多是通过工作坊示范训练以及用督导的方式帮助大家学习如何做个好咨询师(包括家庭婚姻咨询师、社工、复健师、辅导员、心理健康教师或普通教师、精神科医生、护士、教练、企业顾问及生活顾问等),我更希望可以把多年专业训练的经验分享给大家,让大家成为心目中理想的咨询师,甚至是成功的生活经营者。这本书出于这样一个心意,即分享我在专业历程中的点点滴滴,通过回顾这些历程,引发共鸣,进而让读者充满憧憬与梦想。

目前在国内只有在学校或医院可以有全职心理咨询师的相关工作,大部分受训的或曾经有证书的咨询师不容易找到全职咨询工作。我了解到有许多人平时有正职工作,而利用晚上和周末做咨询或义务去陪伴一些人,这样特别难得。咨询应该是一项稳定的社区工作,当有很多人愿意参与到这个工作时,对不同的地区与社群都会有极深远的影响。希望未来不论是政府部门或是企业,都能增设咨询师的职位,让更多人受益,也为更多咨询师提

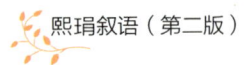

供就业的机会。

除了面对已不尽相同的再版书的时空脉络,我也不断思考还有什么是我想增添的、也是第一版书里没有机会和大家分享的。也许我做咨询背后受到的最重要的理念影响是一方面,比如在学习咨询的过程里,我遇到了哪些老师、这些老师们对我的养成、对于我后来的影响。如果把这些老师的核心理念串在一起,基本可以认为他们是引领我对心理学和咨询做深刻反思的后现代导师。我将在新增的第九章中回顾我和这些后现代导师的相遇,以及对我有至深影响的那些核心思维。

这次再版,出版社编辑建议添些照片,我觉得是个好主意,于是便开始搜索多年前的照片。过去照相没有现在便利,可以用电子文件储存,多年前的相片主要都是纸本。再加上1985年我和先生到美国求学,中间多次搬家、更换电脑和手机,再到2005年从美国搬回中国台北,我实在不确定是否可以找到不同阶段不同情境的照片了。我有一个存放过去照片的小柜子,当我打开它,看着这些多年未看的相片时,一幅幅场景和故事迅速在我的脑海中流淌,还惊喜地发现了许多第一版书描述的情境的照片。感谢当时协助照相的人与合照者的贡献,让我得以用这些照片来更好地阐述我的故事,尤其是其中还有许多与大师合照的历史镜头。

本书根据原版修订了部分内容,在第九章中补充了5年前没有机会分享的想法和故事,也增添了自己作为咨询师的演化过

## 第二版前言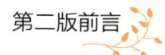

程,最珍贵的是附上了一些历史性照片及这些照片唤起的更多故事。希望阅读新版的读者能通过我作为咨询师的成长历程得到更多的启发与共鸣,更好地找到心中那个想要成为咨询师的自己。

2019年12月

## 第一版前言

我从2005年秋季开始在中国大陆、中国台湾、中国香港、新加坡及马来西亚等华人地区上课,大部分的主题围绕在叙事疗法本身、叙事[1]和一些主题的联结(创伤、抑郁、情伤、自残、自杀、暴力、贫困、自我关照等)、叙事疗法运用在不同群体的探讨(大学生、青少年、儿童、妇女、老人、夫妻、家庭)、家庭治疗和督导。感谢华夏心理在2011年3月,设计了一个我在亚洲从来没谈过的主题"咨询师成功之道"。在两天的工作坊里,我有机会和大家分享我成为咨询师的点点滴滴及重要的脉络,并且和现场的学员有很多的交流、互动。两天下来我有种很特别的感觉,就是分享了很多以前尚未有机会分享的知识和故事。因此事后久久不能忘怀,觉得若能把这两天的工作坊经历整理成书,也是我近三十年的经验,和更多的人分享,不知会有多好。谢谢华夏心理的支

---

[1] "叙事疗法"在后文中简称"叙事"。

持，帮我找到了"万千心理"，在几次的讨论中，终于达成出版协议。

虽然自己受叙事疗法和后现代疗法的影响较深，但这本书更多的是想和大家分享所有咨询师都会面对的议题，而不限于叙事疗法和偏重后现代思维讨论的书。我希望这本书不分学派、理论，对考虑做或正在做咨询的人都可带来帮助、思考和启发。

在写书的过程里，我又想到自己在成为咨询师的过程中更多的故事，而这些没机会在工作坊里分享，所以通过整理工作坊里的讲述再补充这些故事。其实这本书主要的内容和那两天工作坊的讲述已经很不同了。

谢谢在美国、中国大陆、中国台湾、中国香港、新加坡及马来西亚各地的咨询师，感谢他们通过研究所教学、工作坊、顾问、督导各种方式带给我的知识与体会。也谢谢我在各地访谈中遇到的人们，从他们身上学到对咨询的反思。

"华夏心理"的刘利平女士促成了"咨询师成功之道"的工作坊，得以启发我写书的灵感；李娜女士帮助联络和协调出版事宜；我的学员张京燕帮助我整理文稿；赵雁平女士热情地为本书写序，责任编辑阎兰女士对本书内容和结构细致地提出了很多有用的建议，在此一并感谢她们。

**2013年**

# 目 录

## 第一章 我想成为咨询师 ··················································· 1
成为咨询师的动机与机缘 ············································· 1
成功咨询师的渴望 ······················································· 9
被咨询的经验 ···························································· 17

## 第二章 咨询师的学习历程：个案实务工作之旅 ················· 23
硕士班的个案实习 ······················································ 24
博士班的个案实习 ······················································ 33
咨询实践的计划视野 ··················································· 48

## 第三章 咨询师与自己、朋友及家人的关系 ······················· 49
咨询和帮助朋友、亲人的思维 ······································ 49
是否可以为朋友、家人做咨询 ······································ 53
转介 ·········································································· 55

另类的访谈：报告和人类学式的访谈 ·················· 56
朋友、家人对咨询师的期待与咨询师对自己的期待··· 61
学咨询对生活的影响 ····································· 71

## 第四章　咨询师的成长阶段 ······················· 75
初接个案的焦虑和害怕 ·································· 75
到底要做多少个案才够 ·································· 80
新手如何开始咨询 ······································· 84
如何通过个案磨炼自己 ·································· 89
如何通过经历磨炼自己 ·································· 93

## 第五章　咨询师的技术与哲学观——整合与发展 ······· 95
根本的技术与哲学观 ···································· 95
理论整合与特色发展 ···································· 104

## 第六章　咨询师面对的根本议题 ···················· 117
咨询师面对自我的议题 ································· 117
如何面对个案中的不同议题 ····························· 120
如何倾听与对话（包括与沉默的关系）················· 124

## 第七章　咨询师的自我和关系 ······················ 133
自我照顾 ················································ 134

自我锻炼 ················································· 143
　　自我成长和关系 ······································· 145

第八章　建立学习咨询的支持与回馈系统 ············· 159
　　同辈督导：理解咨询意图，见证咨询困境 ········· 160
　　自我督导：录音、录像、逐字稿 ·················· 166
　　如何与咨询中负面的内在声音对话 ··············· 170
　　定期请来访者反馈 ···································· 171
　　浸泡：学习的社群与支持团体 ····················· 172
　　专业督导：网络督导与面对面的督导 ············ 173

第九章　与不同后现代家庭治疗流派及后现代思潮创始人
　　　　相遇的故事 ·········································· 175
　　与后现代家庭治疗大师的故事 ····················· 175
　　与后现代思潮创始人的故事 ························ 212

后　记　踏实地学习与咨询师生涯的反思 ············· 247

# 第一章

## 我想成为咨询师

### 成为咨询师的动机与机缘

每个人成为咨询师的背景因素可能都有其脉络、发展和故事。仔细去思考我在职业生涯里选择咨询师这个专业进行投资和学习的原因,似乎和我大学里参加活动的经验有密切的关联。我参加了"道德重整合唱团",合唱团的理念是由国外引进的,歌词总是振奋人心、让人愉快,而且在合唱的过程里,我们会摆动手脚和身体,是特别活泼有趣的一种合唱方式。人到中年,想到那时的情景,仍觉得是一种温馨可爱的生活方式。

有一回合唱团有机会到台湾北部靠海的金山出游过夜,我不记得旅游的细节,但有一件事让我印象深刻。我那时大约20岁,我们有分小组活动,也不知为什么,我成了那组的小组长,全组大约10人。虽然并不记得小组成员说了什么,但整个团体在结束时非常愉快,非常有活力,也非常紧密地团结在一起。当时的我有种吓一跳的感觉,原来我似乎有一些特别的能力,能贴近人心,而且可以让人们彼此联结。在台湾长大的我是个标准的书呆子,虽然也参加过一些活动,知道自己还会念点书,但对自己的理解、尤其对潜藏能力的理解不是很明了。自己是在一个很传统保守的家庭里长大的,家人之间语言的表达也是不多,所以年轻的我其实也不是很清楚自己到底是谁、能做什么。在小组活动里,我发现了以前不知道的自己,只觉得非常非常开心,但也没有深思,只是把这个经验放在心里。现在回想过去那一段经验,

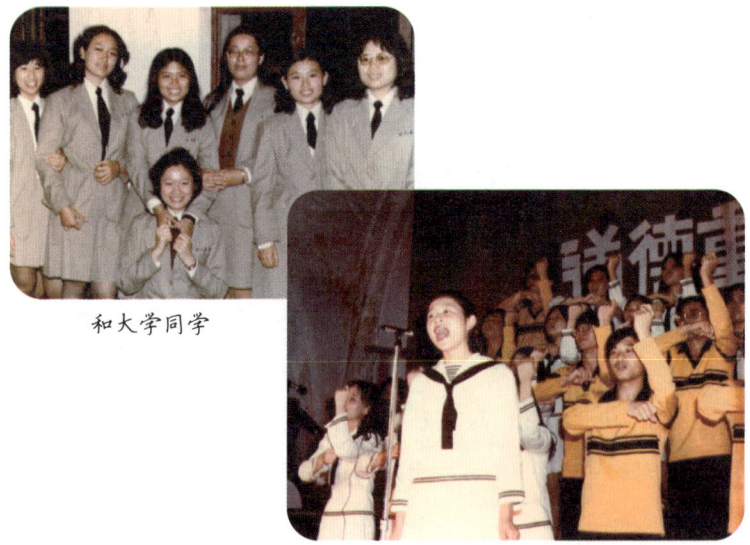

和大学同学

合唱团的照片

第一章　我想成为咨询师

觉得这似乎是我未来想做咨询师的一个小小但深深的种子。

大学毕业后,我被分配到一所中学教书,担任班主任(台湾称导师)。我大学主修地理,因此在中学也主教地理,但在每天的教学里,我开始去问自己,我要一辈子都教地理吗?还是要去追寻我喜欢的工作。在每天的工作里,我发现陪伴学生面对各式各样的议题远比教地理有趣多了,而且这是我内心更想做的事情。接下来该怎么办呢?

生命似乎总是在给我提问,到底做什么,我的内心才会由衷地欢喜,做什么我内心会打个问号有所质疑?在教中学地理的5年里,尤其进入第3年时,我25岁了,我越来越觉得不对劲,不是很开心,

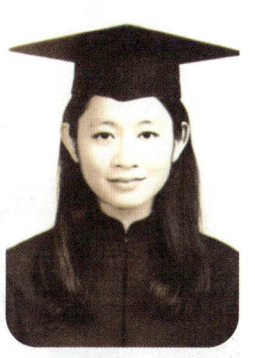

大学毕业照

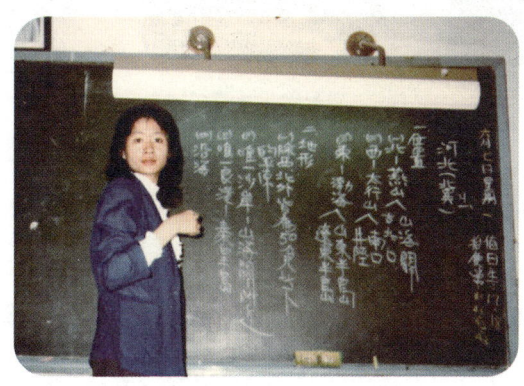

教学中

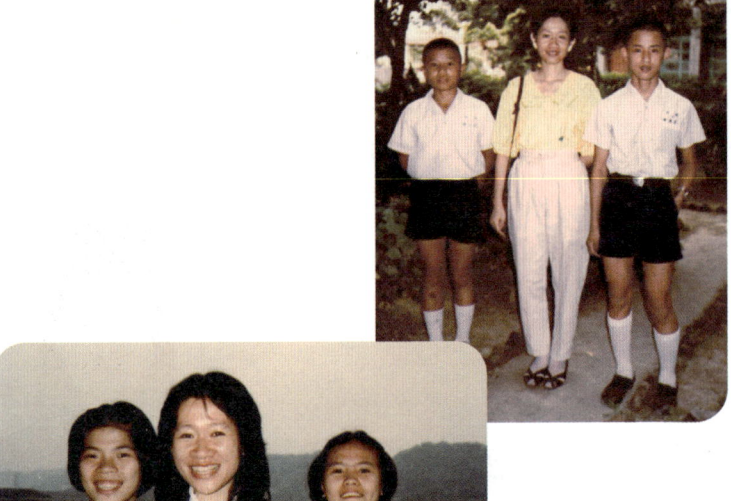

和学生合照

但又不可能马上转换工作,因此我在全职教学工作外报名参加了台北的"义务张老师"培训班。印象中培训持续了整整1年,每个星期我都需要在某天晚上下班后去参加团体的训练,学习许多咨询的基本技巧,像倾听、同理心等,印象中是3小时的训练和练习。大部分星期六和星期日也需要用于工作坊的训练和学习,这

## 第一章 我想成为咨询师

使得我有了扎实充分的准备来做"义务张老师"。在这一年的培训里,虽然休息时间不多,但我内心是充实而满足的。那时我的先生还是我的男友,每到周末他总要等到我傍晚下课后才能约会。现在回想起那段时间,也挺感谢年轻的他的支持。

在一年的培训后,我们必须接受考核,看到底是否可以成为正式的"义务张老师"。我很幸运地被录取了,也开始了接下来2年的服务旅程。这个服务就是接电话或是写信做咨询,偶尔也有面对面的咨询。印象中第一年是每个星期值2次班,一次3小时,值班后都有团体督导,非常有帮助。

虽然做"义务张老师"让我内心很满足,但平日的全职工作仍然是持续不断地教地理。那时候我大学的主修专业是不被允许考心理咨询研究所的,因此我决定还是要出国读书,好追求我的兴趣和理想。经过长期的准备,我和先生于1985年夏天共赴美国读书。我们在1984年结婚,也有了1年在进行婚姻生活调适。

虽然在台湾教师职业是一个非常稳定的工作,也有优厚的退休金,但这些现实条件似乎挡不住我对学咨询的热情,因此年轻的我放下了这份具有良好退休保障的教职工作,义无反顾地去追求我的理想,也感谢父母和家人的支持,没有加以阻挠。

现在想想当时自己想成为咨询师的动机挺强的,加上当时台湾留学美国的风潮与社会脉络的支持,于是在那个时代的背景下我也就被全力支持着出国了。我也挺感谢那个时代潮流的,没有那个潮流,我可能也出不了国,一个人的梦想,似乎也要有很多的因缘际会。现在越想就越加感觉出国也不是那么理所当然了。

诚如我所说的，要成为咨询师除了个人的动机、家人的支持，还要有社会文化脉络的推动，其实还有经济的后盾，这些好像也要随缘。在中国内地因为咨询师热的兴起，不同的人可能有不同的缘分，有些人可能可以开公司全职做咨询，有些人可能兼职做咨询，高校训练出来的研究生可以在高校或医院工作，有些人可能把咨询运用在生活里帮助自己和家人、朋友。咨询运用的范围很广，但我想不论是哪个方向，如果有人对咨询非常感兴趣，就好好学，让自己的学习更踏实更细致。

在我的印象中，人们想学习咨询的原因（包括心理师、社工）很多元、很丰富。在美国我曾督导一位社工，在每星期的督导里，我也渐渐去学习、理解社工工作中什么对他是重要的。他是犹太人的后裔，整个大家族里有许多的成员经历了纳粹时代集中营的迫害，当时居住在美国的家族里绝大部分的成员都是律师，能为许多人争取原本争取不到的东西，他选择做社工，服务弱势群体，是因为祖先的经历让他希望能在自己的工作里找回正义。也因他的家族成员有丰富的法律经验，让他总能陪着来访者上法院向法官争取其应有的权益，法院里的人都很惊讶一个社工怎会对法律有如此精辟的理解，他也总能替这些弱势的来访者家庭争取原本可能争取不到的权益，我们都封他为"社工律师"。我原本不清楚这些关系，但在一次督导里他非常的愤怒，我试着去了解他服务个案工作背后的愤怒是怎么来的，他才有机会和我分享

## 第一章　我想成为咨询师

他祖先的故事,以及他为什么选择做社工、希望在社工的事业里达成什么。我记得那时自己充分感受到这位社工核心的价值和力量,非常的震撼,那是我没有的经验。在那次督导对话里,我看到愤怒的背后原来是一份承诺、使命和责任,现在回想起那个对话,还是很心潮澎湃,为之感动。

有好几位咨询师和我分享他们想学好咨询的原因,是因为他们的童年有很多的痛苦。痛苦的因素有各种各样(被忽略、重男轻女的环境、父母的吵架或打架、家庭暴力、永远不够好等),他们想通过咨询,让儿童可以有更美好的童年。通过陪伴治愈孩童的心灵创伤,这些咨询师自己的童年似乎也得到了治愈。陪伴孩童、关心孩童,让孩童在支持里长大而不孤单,便成了这些咨询师极大的力量,而这往往也可以影响孩童的父母,进而引导父母去反思如何陪伴孩子长大。

其实写着写着,我又想到了小时候父母是如何保护照顾自己的,但有一样东西是我较少感受到的,就是心与心的交流与对话。因此我童年时特别喜欢去对话多的同学家里玩,在这些同学的家庭里,我看到聊天带来的温馨与支持。这跟我后来为什么会选择咨询这个专业可能也有极密切的关系,我希望在咨询里可以陪伴人们好好交流和对话,和自己联结,和彼此联结。我也觉得这是一份金钱也买不到的幸福,也许过去的缺憾变成了未来我愿意不断去努力的方向吧!写到这里并不是想抱怨父母,父母已给了我他们能给的东西。在他们那个辛苦的年代,能有饭吃、有房住，把孩子们养大就很不容易了，我心中很是感激。也因为有他们的保护，我那时幼小的心才有想交流对话却没说出来的渴求。这份渴求不断增强，陪着不同的人们去建立属于他们的交流和对话。写到这里自己已泪流满面，也与自己热爱对话的人生经历有了更深的联结。写作似乎总会带我去让我讶异的地方，这又是一份新的理解。

> 我分享了我及一些人学咨询的动机，那么你想学咨询的动机是什么？其实每一种动机都有它的脉络和意义，去靠近并理解动机会是一个很好的开始。

第一章　我想成为咨询师

## 成功咨询师的渴望

什么是成功的咨询师？这是一个很有趣的问题。可能不同的咨询师会有不同的想法，因对咨询的盼望、所学习的理论，以及对人生的看法与见解而不同。而且成功的咨询的定义可能也会随着咨询师本身的学习与历练而有所演化。我希望这个主题可以让大家不断思考、不断探索，而不停留在一种既定的思维里。

在分享我想成为一个怎么样的咨询师之前，我想设计一些问题邀请大家对自己想成为一个怎么样的咨询师做一点小小的思考。

- 对你而言，怎样才算是成功的咨询师？有哪些必要的元素？
- 这些元素的想法是怎么来的？
- 这些元素和你在生活里重视的价值有何关联？
- 你希望在咨询中如何实践重视的价值？
- 当你重视的价值可以呈现在你提供的咨询中时，你会如何看待自己是咨询师这件事？

对我而言，也不是一下子就明了自己想成为怎样一个咨询师的，也是通过一些历程和摸索才渐渐清楚的。一直到现在我还在持续地思考自己能做的是什么,我的限制是什么,人们对我的期待又是什么。

早期我对自己的期待是做一个温暖、有耐心、关心人、愿意倾听,又可以解决来访者问题的咨询师。一方面是我对关系的看法,总觉得温暖是关系里不可缺的元素。不论在学术里有多少理论的训练和技术操作的学习,温暖总是我的坚持。纵使我不知如何帮助来访者,纵使来访者有很多的退步,纵使我对服务的群体(黑人、西班牙裔人、白人、不同地区的亚洲人等)很陌生。有时我看到美国的教授在咨询工作中不一定很温暖,可能教授也有他们的脉络和意图,但我内心似乎不是很同意那样的对话方式,但也没表达出来,只是放在心里。我想温暖就是我重视的信念和价值吧!

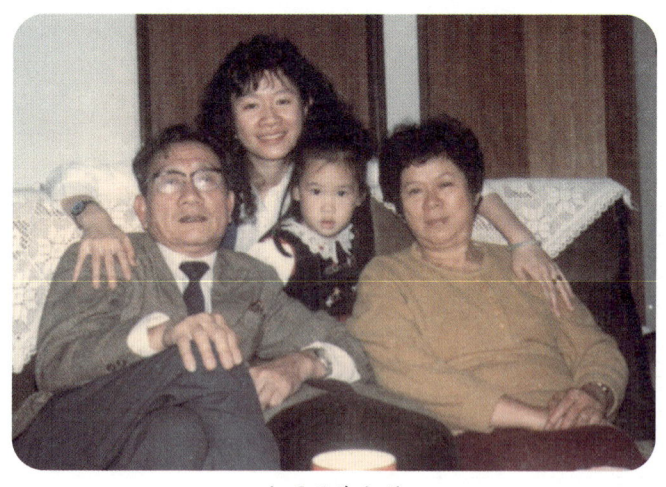

和父母的合照

## 第一章　我想成为咨询师

我成长在一个父母都很尽责的家庭里,我可以幸福地、安心地长大,不用担心很多的事情,父母对我的成长负责和保护是很重要的。我想我的家庭和其他许多华人家庭类似,我们都很含蓄,因此也较少表达,较少体会到父母对孩子那份深深的情感,直到长大后才越来越能体会。记得可能是小学三四年级时,我和妈妈坐公交车,我们没位子坐,就只能站着。在我们前面的座位上有一位年轻的阿姨,一直对我微笑,我似乎从来没有见过那样的微笑,幼小心灵的我,在那个刹那,觉得好温馨,好喜欢那样的笑容。我想长大后的我总喜欢微笑,总喜欢带着温暖和人们在一起,似乎和这个阿姨那时对我微笑有很密切的关联。虽然后来温暖的定义也有变化,即如何把咨询的原则放入温暖的元素,后来的温暖更丰富,也有更多的整合,和原本单纯的温暖还是有所不同的。

对于倾听,我能做得很好,我从小一直都是个喜欢倾听别人的人,好像倾听就是一件很美好的事情。对我来说倾听不怎么费力,而且我觉得得把人家的故事听明白,才能给人家回应。否则没听仔细就回应,对我而言是一件粗糙的事情。当然性别教育似乎也在无形中告诉我,女性都该是扮演倾听而非倾诉的角色。随着自己的成长和调整,我也让倾听有更多的元素,可以在倾听中发声,在倾听中去发挥引领的作用。后来我也发现如何倾听是一个专业的、值得学习的技能。过去倾听有时会让我被人们大量的痛苦的故事淹没,从而失去咨询师的角色;有时也会混淆重点;

还有许多糊里糊涂倾听的情况,也让我做咨询时觉得很吃力;有时会怀疑自己是否听太久、听太多,是否该将来访者打断。我不敢说自己现在做得多好,只能说对倾听有了更多的领悟和学习。那这些领悟和学习是什么呢?

首先,我认为,能"说出来"本身就是一件很难得的事,而不一定要在说和表达里做什么处理。人们往往在自己的叙述里就发展了新的可能性。因为他们对自己的叙述有了新的体悟和理解,我的聆听就产生了影响。以前是为了能做些什么而去倾听,现在反而相信"叙述和倾听"本身就是一件很难得的事情。欣赏叙述,也欣赏倾听,在欣赏的视野里相信叙述本身就会产生一些可能性与演化,反而不那么着急要在叙述和倾听里去做些什么了。虽然在说的故事里仍有许多可以试着去做的地方。

另外,一个对我的倾听有极大影响的,是后现代思潮的解构(deconstruction)思维。解构是质疑和好奇既有的想法,不再只顺应着原有被制定和规范的想法继而形成新的思路。解构也希望提供更宽广更多元的视野来看待人们的生命故事。因此我们也需要反思过去是如何聆听人们的故事的,无力感是根据什么标准而来的,在来访者的故事里还有什么是没听到的。当对自己怎么倾听、倾向于听到什么或听不到什么加以思考,我们也开始对我们的倾听进行解构,不再觉得倾听只有一种模式,反而觉得倾听背后其实大有学问(第九章中会有更多描写)。

现在我对自己的期许,是希望我的倾听总能更贴近来访者,突破主流文化的枷锁去靠近人们的内在或关系里珍视的价值、信念和行动。唯有对倾听做更多的反思、解构和努力，我才能不断去靠近人们以前没机会被看见和珍惜的地方。讲到这里，觉得自己要更谦卑地看待倾听这件事情，不可轻易自满，如何倾听应是我一生要学习的。

前面提到早期的我希望自己是个能解决来访者问题的咨询师，早期学的咨询理论都是在教我如何帮助来访者解决问题，这也是有它的意义和功能的。我在无数个案工作里，尤其在美国，也都朝这个方向实践、努力。我不否定帮助来访者解决问题的价值，也觉得在有些情况中也有它的必要性。但随着自己年龄的增长、经历了不同的人生阶段，愈发感受到人生好像不只有解决问题或只是不断地解决问题。人生好像还有别的东西也是很重要的，而且对人们活着也是有贡献的。

年轻时的我对人生的体悟是简单浅显的，但随着自己年岁的增长，经历了更多人生的生、老、病、死，也目睹自己的亲人、好友经历人生中许多的事件，再加上国内外长期接个案的磨炼，这里面的议题更多更复杂了（药物、赌博、酗酒、暴力、贫穷、失业、创伤、战争、灾难、学习的挑战、厌学、离婚、精神科疾病、身体疾病、癌症、特殊儿童身心障碍、单亲、工作的高压和忙碌、环境污染、儿童游戏成瘾等）。我体会到似乎没有任何人可以免除人生挑战，似乎大部分的人从小到大在不同的生活阶段（life cycle）里总会遇到大大小小不同的挑战。一个挑战还没克服好，

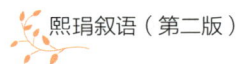

下个人生挑战又出现了,好像人生就是一个不断和不同挑战相遇的历程。有些挑战好大,都要把人打倒了。难道人生只是充满未解决的问题和挑战吗?只是这样吗?在我的经验和学习里,我发现问题和挑战只是表象,其实它们是要来刺激我们的潜力,挖掘我们尚未被开发的力量的。虽然面对它们可能极其辛苦和难受,但在磨炼中我们会慢慢发现,可以用更丰富更强大的自己去面对问题与挑战,就好像在问题和挑战中去发现自己、认识自己才是它们出现在我们生活中的用意。问题/挑战的意义是什么?它想让我们体悟到什么?解决问题/挑战只是其中出现的一小环而已,更重要的是它们的出现其实带给我们的是什么?前段时间我的妹妹在生活中遇到一些挑战,我知道我这个大姐是无法解决这个挑战的。虽然不太记得聊天的细节,但我印象中好像和她谈到会不会这个挑战是要让她更照顾自己、更相信自己。妹妹同意这个想法,也陪着自己不断往前迈进。我生活里还有更多这样的故事,其中的主人公包括我自己、我的老公、我的亲人、我的好友、我陪伴的个案、家庭、团队、组织。所以无论问题是否容易解决,去探索这个问题到底能带给我们什么,会让我们用更多的层次看问题,和问题的关系也会有所不同。

当接触到叙事治疗这个学派时,它呼应了我之前的想法。这个学派教我如何用不同的视野去看待生命故事,并进一步教我去看到人们面对问题的努力、付出与不容易,愿意去专家化、去病理化、去标签化地见证人们生命里既有的知识、技巧与力量,去相信，也去丰富人们鲜为人知的故事。在与故事的对话里，人们开始意识到以前没意识到的自己；开始有信心，开始对挑战里的自己有全新的认识与欣赏；人们对自我的认同开始转化并进行重新认识，也对如何再去面对问题和困难有了新的思维和可能性。在我无数次在亚洲地区与华人的访谈里，我不断地经历着这些力量和感动，这愈加影响着我在对话里陪着人们靠近自己的力量的努力。现在当再去看人们想如何面对问题时，我便不再急着要协助人们快速解决问题了，当然偶尔也有例外的情况。此时此刻的我觉得可以这么做咨询是多么的幸福。

想成为怎样的咨询师是一个不断演化的过程。虽然现在的自己比以前更明了，也努力地去实践这些理念，但也期待自己能在实践中有更多的回馈、反思与细致的靠近与陪伴，所以不断演化对自身以及与我有缘的人也是重要的。不知看了我的分享，大家对于自己想成为怎样的咨询师有没受到一点启发，也许大家可以静下来写一小段你对咨询师的渴望和期待。不论现在是否能达到，在写作里去靠近、澄清那份期待会是一个帮助自己明了的过程。

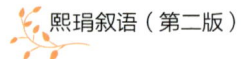

一路学咨询、上课、看老师们做访谈,在这些丰富多元的经验里,你渴望自己成为一个怎样的咨询师呢?

## 第一章　我想成为咨询师

### 被咨询的经验

在我成长的那个年代，咨询不是那么的普遍。虽然后来自己加入台北的"义务张老师"的行列，但都在实践自己的热情，就是为和我有缘的人做咨询。所以出去留学前，我在台湾是没有和咨询师做咨询的经验的。1985年出去读咨询心理学硕士后，老师们建议我们自己去试试被咨询，因为对初学者来说，那样的经验会有很大的帮助。我内心有点不好意思，觉得自己未来是要成为别人的咨询师的，自己怎么可以有问题，或都处理不来自己的问题。（现在的我在写这段时，可以更理解学生类似的心情，可

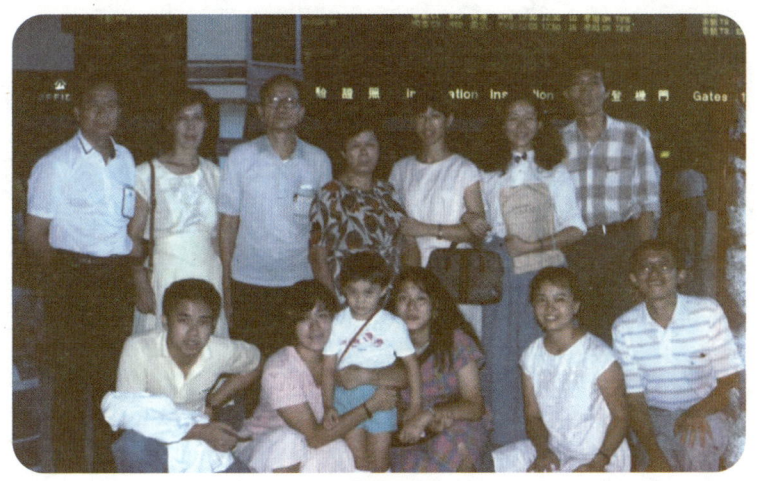

全家机场照

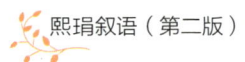

以和学生在自我认同上有更多的对话了。）但为了扩展经验，我还是试着去探索当时可能的咨询途径。

作为研究生，我的经济是吃紧的，如果找自费的咨询师谈上一节，那要花的钱太多了，怎么办呢？想到大学里有免费的学生咨询中心，也许我可以去那儿试试看。当我第一次进入学生咨询中心时，接待员向我介绍他们的咨询服务，我发现他们制度完备而且资源丰富。最令人印象深刻的是他们有针对学习技巧提供的专业资源，例如教人如何专心、如何速读、如何面对考试焦虑、如何运用时间管理等。每一个项目都有专人指导，也有整理好的宣传单和小册子供学生参考。在那个年代我的学习都靠自己摸索，从来没学过任何专业技巧，现在在学生咨询中心真的是大开眼界，那时的我也好想多学些，但碍于时间的限制，得把自己拉回到在学生咨询中心找一位咨询师这件事情上。

我在中心的接待处前约了我这辈子第一次的咨询，还好旁边没什么人，因为我那时好像还是有些尴尬的。接待员态度很好，告诉我咨询师的名字叫桑迪（Sandy）。大约两星期后我见到了桑迪。桑迪到接待处迎接我，介绍她是我的咨询师，带我走进我们即将谈话的咨询室。她告诉我她目前是心理学博士班的学生，正在此校实习，让我知道她的身份，也看我对她的资质有什么问题。我一方面是来访者，一方面也在内心里偷偷揣摩桑迪是如何和我说话、如何做咨询的，这是个有趣的过程。

桑迪是黑人，留着短发，瘦瘦的，约莫三十出头，黑黑的皮

## 第一章 我想成为咨询师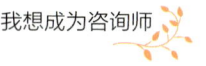

肤柔亮有光泽,常穿裙子。她是外州来的咨询师,不是我们学校的学生。她的脚似乎有一些跛,但这些都不重要。在谈话中,她总会问我想谈什么,虽然我已不记得谈话的确切内容(可能主要是身为外国人,在美国用外语学习是有挑战的),但我记得她总会努力去理解,也会问我一些问题,大部分时间她都很安静地在听我说,给人感觉稳稳地。虽然她可能没经历过我的经历,但她总是尊重我,不把她的想法强加于我。她没有华丽的技巧,也没有想表现什么给我看,她就是好好地在那里陪我探索我想探索的议题。我没有特别觉得她用哪个学派或哪个理论在和我工作,她似乎就自然地与我在一起。(现在想想,她先前一定已有很多的积累和学习了,不然不可能会如此顺畅地和我一起工作。)

我和桑迪见了大约一个学期,作为来访者,我感受到了她的诚意和愿意帮忙的爱心,觉得挺有收获的。这个经历也让我见识到原来咨询师是这么做的(虽然我也知道咨询师可能也很多元,有各式各样的咨询师),也更加体会到了老师建议我们找咨询师的用意。

后来在读"家庭和婚姻治疗"博士班时,老师也建议我们去找家庭和婚姻治疗师做咨询,感受家庭和婚姻治疗师的脉络和工作方式。那时我和先生都有助教奖学金,经济不那么吃紧,可以付些费用。也打听了一下大学附近有哪些有经验的家庭和婚姻治疗师。

我找到了朱迪思(Judith),她自己有个工作室,也有个秘

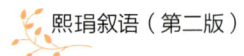

书。我是先打电话去约诊,两三个星期后才见到她。在小区里朱迪思是一个受人尊敬的家庭婚姻治疗师,是别人向我推荐的她。她的工作室在一栋大楼的某个楼层里,我到了会客室,秘书招呼了我,没多久朱迪思就出门来迎接我。朱迪思年纪大些,感觉很有经验,是白人,她自我介绍,也试着叫我的名字(**Shi-Juan**,挺难叫的。我在念硕士时用了安吉拉(**Angela**)这个名字,所以朱迪思叫安吉拉比较容易),让我跟着她到办公室去。

我也不记得当时谈话的确切内容,但大概是谈我在台湾的家庭。朱迪思的专长是原生家庭(**family of origin**),这是我在见她之前就知道的。朱迪思也试着去了解我的需要和我想谈的是什么,她也努力地协助我剖析我谈的东西。这都是很久以前的事情了,记的不是很清楚。但印象中我只去了几次就没去了,固然要付费可能也是一个因素,但我想其实还有别的想法。

人们常说每个个案都需要找到适合自己的咨询师,或是同一咨询师可能适合某些人,但不一定适合所有人,所以个案和咨询师的匹配也是一个磨合的过程。我还是很感谢朱迪思对我的帮助和付出,但也许是她那种专家的感觉对我而言太重了吧,还有一些原生家庭的理念让我觉得有些束缚。这些感想在当时不是那么清楚,是一种直觉,现在细细想来,其实那些不舒服的感觉和现在自己朝向的理念是不谋而合的!那就是去专家化,不再用既有的家庭治疗的理论来定义所有的家庭。

如果你想好好学咨询,但至今尚未当过来访者,也许通过我

第一章 我想成为咨询师

的经验分享,也可以开始思考被咨询的可能性。我相信实实在在地去经历第一手经验,一定会给该如何做咨询带来很多启发和思考。而且你还可以借助想接受哪些不同的咨询师的咨询来丰富对咨询的看法。例如不同性别的咨询师、熟悉或不熟悉的咨询学派的咨询师、很有经验的咨询师或新手咨询师、不同地区或同地域的咨询师等。不同元素,大家都可纳入思考,朝着自己想要的方向去体验。

当你有过一些被咨询的经验后,你可以开始去问自己:

- 身为来访者,哪些被咨询的经验是你喜欢的?为什么?
- 有哪些经验是你不喜欢的?为什么?
- 你从这些咨询师的咨询中学到最多的是什么?
- 这些学习对于你自己提供咨询的反思和实践又会是什么?

## 第二章

### 咨询师的学习历程：个案实务工作之旅

一开始学咨询，我从来不觉得咨询哲学观有多么重要，当时我只想学技术。所以除了在研究所上课、实习、被督导，我还拼命到外面参加工作坊，只要是有名气的老师，我一定报名参加，而且去听很多学派的工作坊；有机会也开好几个小时的车去听课，或和博士班的同学一起开车去上课，甚至坐飞机到更远的地方去上课；有时是和同学一起，但也常常单枪匹马到美国外州去学习。我发现那时的我很想学技术，但国外大部分老师倾向于讲述他们是带着什么想法和个案工作的，只有极少数的老师会谈论实际操作层面的技术方法，因此我有时会有挫折感，也感受到可能急不得，但我仍然没有放弃继续参加校外许多工作坊和国际会议。

## 硕士班的个案实习

有一件事情对我很重要,那就是持续不断地做个案及观摩个案工作。在美国,硕士实习必须做满500小时的个案。

在硕士实习时,督导老师主要会听我做个案的录音带、看我的逐字稿。在做个案的半年里,每星期都有1~2小时的督导,他们会看我做个案做得如何,看我遇到的困难,并就我的困难对我的工作提出建议。有台湾"义务张老师"的训练和实务经验及被督导的经验,我在美国的硕士实习没有遇到太大的困难。再加上我是在大学里的外籍学生中心(服务来自世界各地的国际学生)做咨询,和他们的背景及面对的议题较相似,因此这段时间的咨询工作其实是驾轻就熟的。

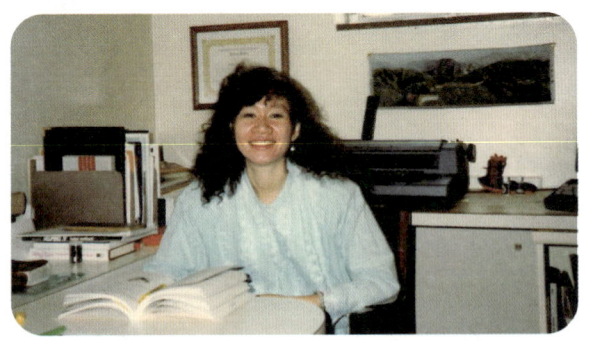

我在奥尔森博士(Dr. Olson)的办公室

## 第二章　咨询师的学习历程：个案实务工作之旅

谈不上用了什么理论，虽然也学了八大学派，但对不同理论的认识仍然是停在课本中的，我带着自己的温暖和关心与来自世界各地的国际学生一起工作。我知道当时的我喜欢罗杰斯的人本主义——以来访者为中心导向的学派，所以如果说我的理论架构是什么，我想是以来访者为中心作为主要理论支撑的。当时我陪伴的学生来自许多不同的地方，例如阿根廷、墨西哥、中国大陆、中国香港、印度尼西亚、东南亚、加勒比海的一些国家和地区，还有欧洲的一些国家。有许多不同的人种，非常多元。在陪伴他们的过程里，我也从他们身上学到许多。我一方面在面对自己适应异国生活的挑战，一方面也在通过这些外籍学生面对的挑战来学习如何陪伴他们。

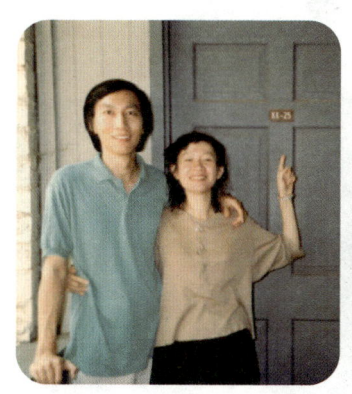

公寓门口

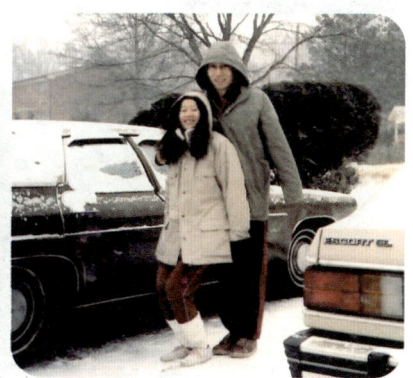

雪中车辆

他们主要的问题包括语言的挑战、文化的适应、思乡情绪、人际关系的再建立、学习课程的适应、婚姻关系在国外的再磨合、跨文化亲子关系的调适、面对疾病等。我主要做个体咨询，也提供了一些团体咨询让外籍学生可以彼此联结。印象中没有遇到特别棘手的个案，我想如果有，对我也会是另一种磨炼。我很

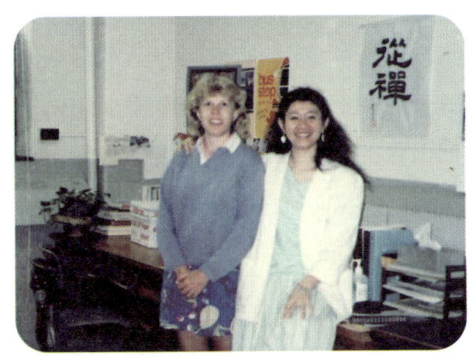

博士研究生办公室

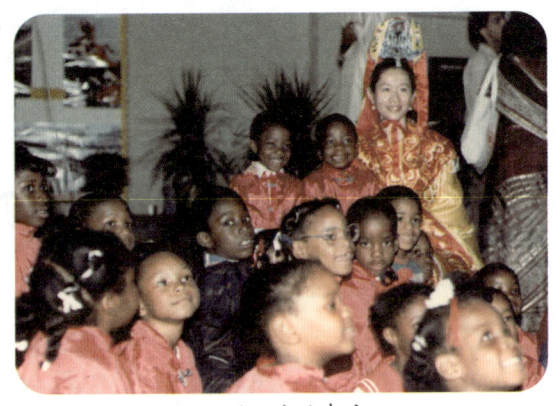

和黑人孩子表演

第二章 咨询师的学习历程：个案实务工作之旅

珍惜这一段的经历，也很感谢外籍学生中心的负责人和工作团体对我的支持，让我可以在那实习。

前面没有提到的是，在我找硕士实习单位时，其实也遇到了很多困难。我刚到美国一年，英文还不够流利，一般的咨询机构哪敢要我。我和系主任谈了我的情况，他建议我可以去外籍学生中心看看，虽然他也不保证那里一定会接受我。因此我便试着和外籍学生的主任奥尔森博士谈我的情况和需要，奥尔森博士愿意在外籍中心开辟咨询服务，让外国学生有需要时可以和我谈话，我真的很感谢她给了我做咨询的平台和空间。

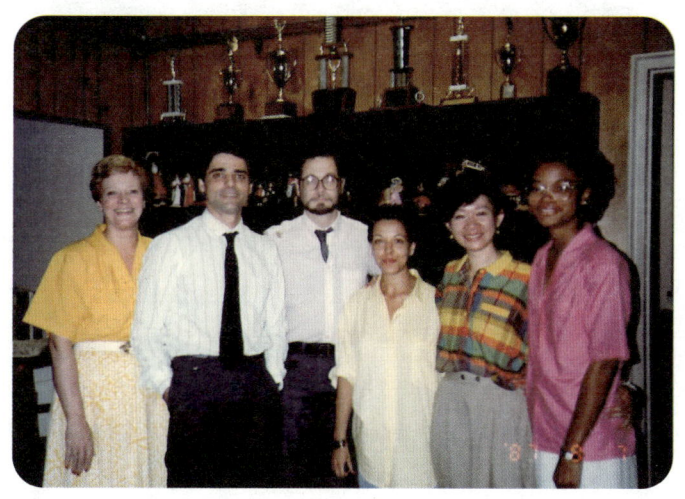

与奥尔森博士团队

当时我还不知道，其实身为外国人，未来还有许多不是那么理所当然的事情必须要一一地去克服，甚至去创造；我不只是接受现状，而是从"无"去开创，去让事情发生。

完成硕士的课程、实习和一些研究所里的要求后，我顺利拿到了咨询心理学硕士学位。因为先生即将远赴外州求学，继续攻读博士学位，我也顺理成章、嫁鸡随鸡地跟着他搬去另一个州了。

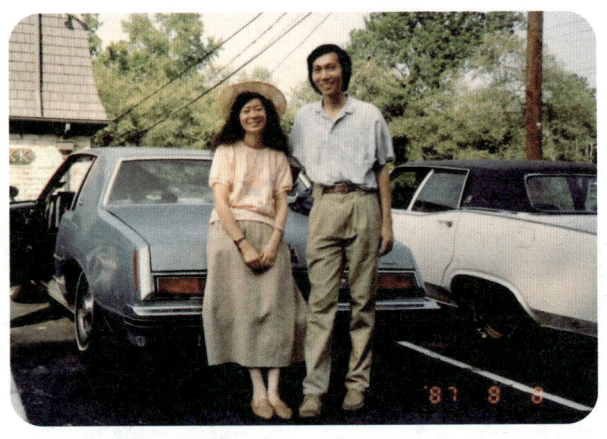

从亚特兰大离开

我们搬到了在美国中西部的艾奥瓦州。我的先生开始他的学习，我也开始了申请继续念博士的过程。我和先生希望可以在一起，不要两地分居，因此我开始在先生就读的艾奥瓦州立大学（Iowa State University）寻找可读的研究所。我看到两个系是我有兴趣的，一个是心理系里的咨询心理学，一个是教育学院里的辅导咨询（Guidance Counseling），两个系都有博士学位，我做

第二章 咨询师的学习历程：个案实务工作之旅

了该有的准备，便开始申请工作。因为就住在学校的已婚学生宿舍，我想也许可以试着去和那两个系申请入学的负责教授约谈，表达我的兴趣，也让他们知道我是谁。

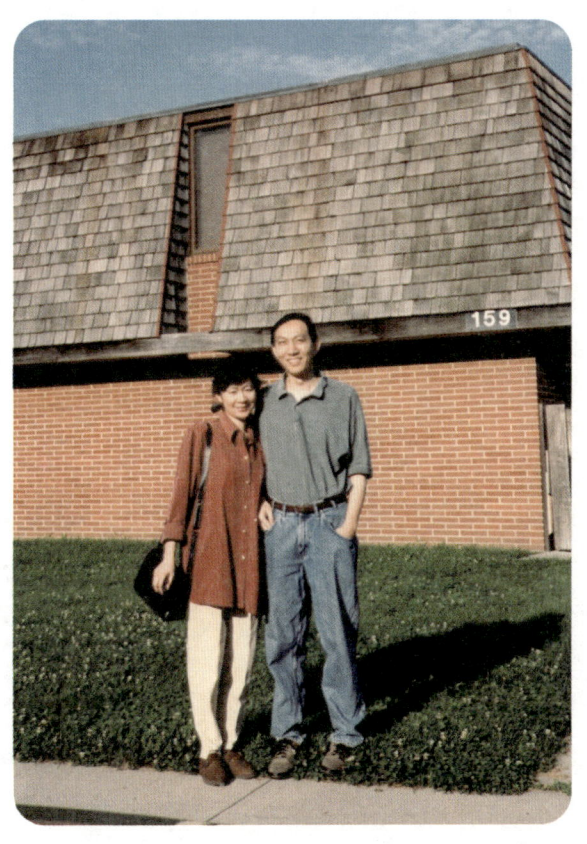

学校已婚学生宿舍

我第一个约谈的是心理系的系主任斯科特（Scott）。在交流一段时间后，他很直白地告诉我，他们的咨询心理学博士学位从来没有收过母语不是英文的外国人，因为学习此学科必须具备流利的英语能力。如果我对他们系的博士学位有兴趣，可以考虑实验心理学（Experimental Psychology），主要研究动物和心理学的关系，会有很多时间在实验室对动物做实验（吓死我了），而且此学科对语言的要求没有那么高。这个会谈让我有被歧视的感觉，被评估的是我的语言，而不是我的能力和我这个人。这件事发生在1987年年末到1988年年初，随着时间的转变，美国越来越多的系所更加欢迎多元文化的学生，而非嫌弃学生的语言不像美国人那样流畅。我也感受到不同时空的关系对人们总有极深的影响，那个时空的关系里，我被视为语言能力有缺陷，但可能也因此激发着我再努力，再想办法的决心。

我第二个约谈的是教育学院里辅导咨询的负责教授约翰（John）。约翰跟我说他们没有外籍学生拿过博士，都是来读硕士。如果我对他们的系所有兴趣，我可以申请硕士学位，加上原来的硕士学位，我会有双硕士学位。原本对此系抱有期待和希望，没想到得到这样的回应，难道我没有办法继续读博士吗？

这是我当时遇到的现况，知道得放下对这两个系的期望后，我继续研究艾奥瓦州立大学的其他系。无意间，我看到一个原本不熟悉的系，叫人类发展和家庭研究学系（Human Development & Family Studies），在这个系所下竟然有婚姻与家庭治疗

（Marriage and Family Therapy）的博士班。这个领域原来不在我的计划之内，但我就是想好好读咨询，只要是咨询，读相关的也好。能通过学习家庭与婚姻治疗来学咨询，对我而言也是一件很棒的事情。而且当时我觉得家庭与婚姻也挺好玩的，大概整个学校只剩这个专业最靠近我想读的东西，我可能也没有别的选择了。

于是我便和人类发展和家庭研究的系主任约谈，她叫诺尔玛（Norma）。她尝试去理解我的状况和困境，给予我极大的支持。她建议我申请进入该系，先尽量去选修家庭与婚姻治疗的课，让这里的临床教授可以认识我，虽然仍以硕士申请，但在未来可以有机会通过临床教授申请博士班。她告诉我她曾去过韩国，对亚洲印象深刻，她鼓励我好好读，让教授认识我，会有机会的。对于我被其他两个系拒绝她很抱歉，但很愿意支持我。在她的鼓励下，我申请进入人类发展和家庭研究硕士班，但聚焦于家庭与婚姻治疗的课程，除了硕士基本必修课之外，我真的很喜欢咨询，也很喜欢咨询的课。家庭与婚姻治疗老师们大概可以感受到我对咨询的热情，一年以后，我正式成为家庭与婚姻治疗的博士研究生，开始了我的博士之旅。真的非常感谢我的系主任，她为我打开了人生另一扇窗。

1988年我因缘际会地进入了婚姻与家庭治疗博士班的学习，现在再去看30年前发生的这件事情，我觉得可以攻读这个专业非常幸运，为未来铺了路。现在我所做的大量的督导、对话顾问工作都和家庭婚姻系统密切相连，我因这个系统专业的训练，能更好地顺应时代的需要,在多变的世界中调整家庭婚姻和不同类型系统中的关系。在当时,被两个系拒绝让我很是挫败,但正是因为被拒绝,我才有机会学习家庭与婚姻治疗专业。写到这里,突然觉得还好之前两个系拒绝了我,否则我不会有今天的专业发展。人们常说生命里发生的事情往往都有其背后的意义,只是后来才会知晓,我现在深有同感。

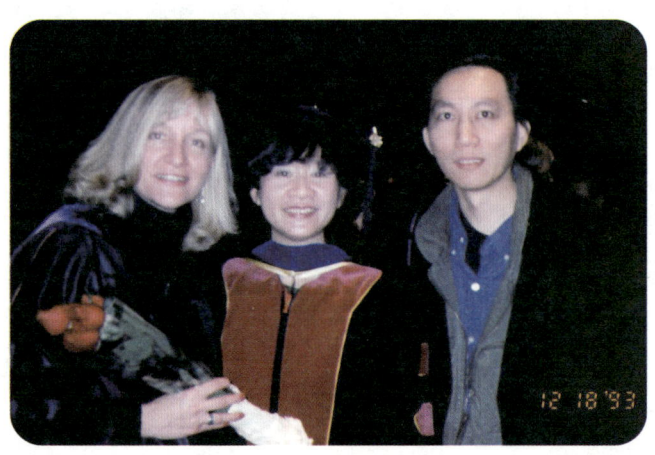

我和指导教授的毕业合照

第二章 咨询师的学习历程：个案实务工作之旅

## 博士班的个案实习

### 1. 校园家庭与婚姻治疗中心的单面镜[1]观摩实习

在博士班第一年和第二年里，每个星期有2～3晚（每晚3～4个小时）我们都是在单面镜后度过的，观摩其他博士班学生做个案和老师现场督导的对话。

在单面镜的现场督导空间里观摩，带给我们丰富的学习内容。看着博士班同学如何与家庭、夫妻、小孩工作，这些同学如何和督导教授在镜后讨论个案工作的状况，再把讨论内容带回到个案工作中，对我而言，实时的现场是一个当下的同在，这很有趣。设备更是前卫（在那个时候），没有接个案的人，包括我，会在单面镜后调整摄像机的屏幕，如实记录博士咨询师如何与家庭工作。有时我们还会调皮地把博士咨询师的脸照得很大，大家在单面镜后会一直笑，又怕笑声太大干扰到隔壁的咨询师与家庭。有时博士咨询师回来会问我们刚刚笑声很大，我们在笑什么，是不是她（和家庭）说的什么或做的什么很好笑，我们才发现我们笑太大声了。其实单面镜后总是有很多好笑的故事，这里限于篇

---

[1] 单面镜：由单向透视玻璃制成，有一侧为镜子，另一侧可以透视，常用于心理督导咨询室。

幅就不多说了,以后有机会再说一些。

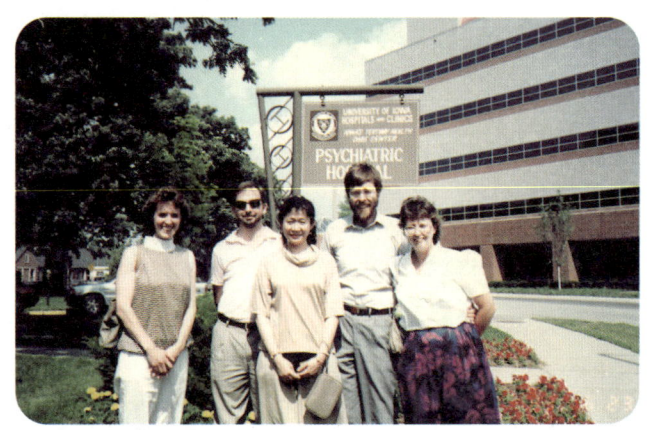

和指导教授、教授夫人及同学参观校园

在观摩里,我看到督导教授如何带着他们重视的理论来督导学生,每个教授都有系统观和关系观,在这大前提下,每个教授又有一些差异。有位教授非常喜欢原生家庭理论,所以他总是会带着这一架构来问大家问题,例如如何看待家庭,我们也会通过这位督导看到隔代遗传(intergenerational transmission),看到纠缠(enmeshment)的关系,或中断(cut-off)的关系,也会看到家庭成员如何走向分化(differentiation)独立的阶段。有位教授喜欢结构理论(Structural Family Therapy),她总会带我们看家庭的结构,阶层的清楚与否,次系统间的边界(boundary),如何通过行动(enactment)来改变家庭的系统。有位教授喜欢系统里的回馈理论（Feedback Loop），他总是带我们看家庭成员互动的连续性和可能的回馈。有位教授喜欢焦点（solution-focused），他总会带我们看家庭问题背后的解决之道，引导我们提出解决之道的问话。当时的我们（博士班的学生）在修读家庭治疗课程的同时做个案。大家对理论都很陌生，还在东拼西凑的阶段。所以同学个案做的还是很晕，我做观摩者也是稀里糊涂，但通过教授现场督导中活灵活现的指示和教导，大家开始学习如何把实务和理论整合。这实在是一个非常扎实的临床学习。

观摩同学也是一个很有趣的过程。在大家学习如何整合实务与理论的过程里，有些同学非常好地运用了他的职业权力和前来咨询的家庭工作；有些同学很和谐地和孩子相处；也有些同学一旦有小孩进来就很紧张，担心不能放松；有些同学很幽默，总是能在严肃的场合里带来笑声；有些女同学和男性工作时内心充满挣扎和挑战；有些同学喜欢教授能现场参与咨询，而有些同学更喜欢教授递纸条进来，或敲单面镜请学生到镜后做讨论。我看到许多的变化和状态，也想象着当自己开始接个案时可能会发生的事情。

> 观摩同学们怎么和来咨询的家庭工作，以及不同的教授如何把不同的家庭治疗理论带入到我们正在讨论的家庭议题上的这些经历，对于后来我在校园实习门诊中心的实习有极大的帮助。

## 2. 校园家庭与婚姻治疗中心的督导下的单面镜现场实习

第三年我开始在单面镜前做家庭个案，研究所里的教授在镜后现场督导，加上其他博士班同学的讨论和参与，我非常紧张，但收获也特别的大。我在单面镜前工作，同时被现场督导了2年，每个星期有1～2晚，每次进行3～4小时。

在进入博士班后，我一边修课，一边一个星期做20小时的研究助理（我的辅修是老年学，所以要帮系里的教授做老年人方面的研究，同时也赚取一些生活费与学费），当然在家庭与婚姻治疗临床门诊中心的实习更是我学习的核心。

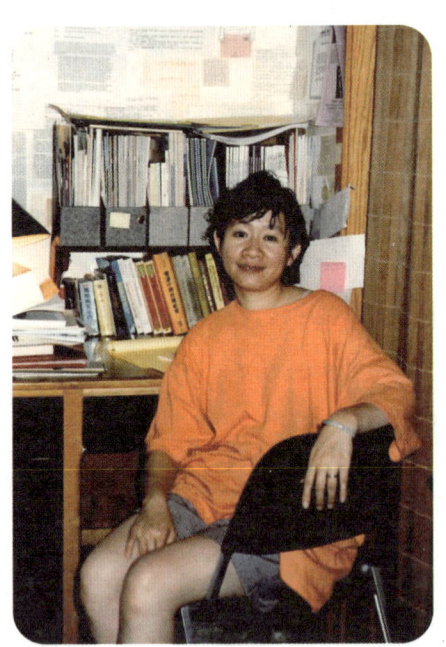

在书房

对那时的我来说，用英文来做家庭咨询工作还是比较吃力的。一方面是语言的吃力，一方面系统咨询的难度更高。因此我的指导教授乔安宁（Joanning）建议我用中文访谈一些说中文的夫妇与家庭，同时先观摩门诊中心的英文咨询。一般来说,家庭与婚姻治疗的博士班学生一入学,便要开始在门诊中心实习。进来的博士班学生硕士阶段都有一些咨询的基础。由于我的母语情况不同,所以就得等一段时间再开始用英文做系统咨询。

虽然之前的镜后观摩对我有极大的帮助,但一旦当自己坐进单面镜前,和前来咨询的家庭谈话,想到镜后面有老师和一群博士班的同学在观看我是如何和家庭进行咨询工作,其实还是挺紧张的。紧张可能主要有两个因素,一是要用非母语的英文和一群外国人工作,还不再是一个人的咨询,我担心自己是否能同时和那么多人在英文的对话里穿梭;另一个因素担心该如何把理论带入家庭咨询的工作,并且要和个体咨询有所差别。记得自己当时觉得好难,一家人说完各自的想法后,我不知如何把他们串在一起,也不知道到底怎样能看到家庭隐形的互动和模式。

于是我带着这份紧张在单面镜的环境下去访谈家庭。通常我都会在中间让家庭成员休息一下,到镜后和教授、同学们讨论我的访谈工作。大家总有很多丰富的想法,最后教授会和我确认我可以使用的方式,我再带着这些讨论回去和家庭工作。我喜欢和大家讨论,但常觉得信息好多,你一言我一语,要去消化大量的东西不是很容易。这样的场景也影响了我后来做现场督导的思路,就是去问受督者怎么进行在单面镜后的现场督导对他的帮助会更大,尝试去贴近受督者的需要,而不只是创建一个开放的空间让所有参与的学生表达想法。

能够这样被不同的教授现场督导2年，实在是一件很幸运的事情，尤其可以在咨询中协助我去看见不同的系统理论如何在家庭的互动里呈现出来；或是协助我整合整个会谈的流程，设计出符合家庭状况的家庭作业；或是由同学们组成反思团队，回应他们看到的家庭的状况；或是老师敲镜子请我回到镜后和他讨论；或老师或同学直接敲门，进入到我和家庭的对话空间来传递镜后团队对家庭的想法。再加上头2年的观摩，一共有4年时间是在单面镜的空间里去观摩、学习和经历现场咨询，并且得到了立即回馈的实务督导。写到这，我内心充满对教授们的无限感谢，也更加珍惜博士班同学的共同扶持陪伴。有些同学还继续联络着，大家也觉得似乎该开开同学会了。

在学校家庭治疗门诊中心，接案的议题包括婚姻关系、亲子关系、儿童青少年的适应、继养家庭、精神科议题对家的影响、种族、跨文化家庭、单亲、认养家庭、家庭暴力、酗酒、生涯规划对家的影响等。当时我还不知道在校园环境中面对的个案还是较简单的，后来进入到另一个区域，更复杂更丰富的职业生涯才展开来了。

2017年夏天北京华夏思源和我共同合作成立了吴熙琄后现代家庭治疗工作室，首度引进单面镜的理念，为学员打造不同的督导学习环境和空间，我们也不断地调整让单面镜的操作更落地实用。我希望有缘参与学习的学员能通过这种家庭治疗的独特训练，拥有更加丰富的学习方式。

第二章 咨询师的学习历程：个案实务工作之旅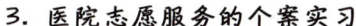

### 3. 医院志愿服务的个案实习

我念博士时还去一所市立医院做了1年的义务志愿者，我当时要为博士班最后1年的实习做准备，我调查并联络了全美国可以实习的场所，但因为先生也在念博士，我不想和他分开，后来决定在当地开车可以到达的范围内寻找。在寻找的过程中，我发现困难重重，如果没有地方可以实习，那就意味着拿不到博士学位，怎么办呢？

美国各地志愿者的制度和系统挺完善的。由于我是外国人，要用英语给美国家庭做家庭咨询，这在当时的美国咨询界仍然很少见，不易被接受。但我想，若机构接受我作为一名志愿者，就不会因母语因素把我排除在外，那么机构就有机会认识到我，机构里的来访者也会有机会认识我是怎样的一个咨询师。在此基础上，我获得了和机构主管谈谈未来在他们机构进行博士实习的可能性。

其实我也不清楚这些想法是否可行，我的指导教授们也不知道如何帮我，因为他们以前没有收过外国学生。但不试便不知道，我开始在附近寻找可以做志愿者的机构，看看有哪些咨询中心、社会福利机构和医院。在试探的过程中我打了许多电话、写了许多信，也吃了许多闭门羹。在这个过程中我也学到了在美国求职应如何表达和论述，真的是在"不知"中探索和学习。终于，在许多次尝试后，有两个单位回复了我。

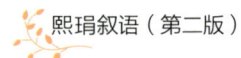

第一个是难民中心。他们回信给我,愿意给我面试的机会,让我谈谈我的背景以及可以提供的服务。第二个是市立医院,心理门诊中心的主任也愿意面试我,看看我能在医院做些什么。我心里有种踏实的感觉,因为终于可能有地方要我,而不是完全被拒绝在外了。

在两个单位面试后,我决定去当地的市立医院做志愿者。因为面试我的主任戴安娜(Diane)非常愿意录用我作为志愿者,她觉得我作为一个博士研究生能在医院体验生活是很好的。我们约定我每个星期去医院一天,主要的工作是进入不同的咨询室。一方面观摩不同的咨询师的工作(包括心理师、社工、艺术治疗师、精神科医生),另一方面也可试着参与咨询师的工作。另外我也可以参加医院里不同的团体,来观摩与合作。让我很感动的是,当我告诉戴安娜作为一个外国人要找实习场所很困难,想通过做志愿者来看看未来申请实习的可能性时,戴安娜马上回应我,让我先在医院试试。如果一切进行顺利,她很愿意替我向医院申请在医院的实习及实习薪水。当时的我觉得遇到了贵人,戴安娜如此愿意帮助我,真的很感谢她。

没去难民中心的原因是我觉得在那里可以学习的东西没有医院那么丰富,而且未来的实习也不具可能性。不过还是很感谢他们愿意面试我,给我这个机会。

写到这里,也让我想到在祖国大陆学咨询和做咨询的环境。在美国时因为我是外国人,母语不是英文,因此虽然有很多咨询

第二章 咨询师的学习历程：个案实务工作之旅

中心，对我而言却很不容易进入。但年轻的我遇到这个困难，就在里头挣扎、想办法，找地方先做志愿者，为未来一年的实习铺路。我在想祖国大陆要做咨询好像也有它的门坎和困难，除了极少数人可以在某些机构（比如学校或医院）工作外，其他的咨询师如何创造机会让自己可以不断在咨询里累积实操的能力和经验呢？这是一个值得讨论和探索的议题，因为没机会做很多个案的话，咨询师所学理论总是和实际操作会有距离，太过抽象而不能落实下来。

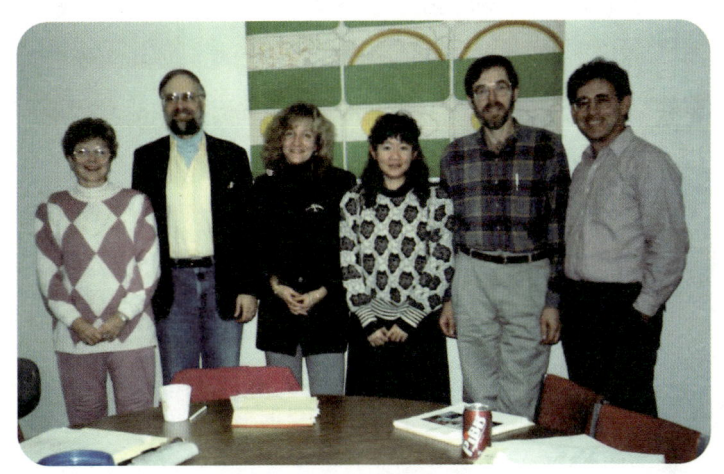

博士开题答辩

做志愿者的一年里，我充分感受到医院多年来建立的系统的完备性和累积的深厚的专业经验。医院有成人门诊中心、儿童青少年门诊中心、成人精神科住院中心和儿童青少年住院中心。该医院、市政府及法院有专门针对性侵害的加害人（台湾现称"相对人"）、受害人（我会称呼他们为"经历性侵害者"，通常是儿童青少年）的合作及对家属做系统化的咨询和治疗。方式包括个体咨询、家庭咨询、夫妻咨询和团体咨询。加害人初期都进行团体与个体咨询，直到他们承认自己的错误，才会进行夫妻咨询。要有一两年的工作，才会让加害人和他们的孩子接触并同时做咨询。许多母亲也参加母亲团体以寻求支持。孩子们除了个体咨询、兄弟姊妹间的咨询和与母亲的咨询，也会有和其他许多孩子在一起的团体咨询。孩子们和父亲共同接受家庭咨询通常在一两年后。我可以看到不同的咨询师用不同的学派理论工作，这非常有趣。我也同时看到每个咨询师都要具备诊断的能力，给予每一个个案诊断。（当时是 DSM-III，2013 年已改版到 DSM-V 了。）有了诊断，健康保险公司才能判断是否为其客户支付大部分的费用，因此我也在学习"诊断"在美国的出具流程与使用方式。

我想对医院中不同咨询师在不同学派理论方面的应用再多说一些。在医院里总是有很多个案研讨会，例如会有父亲的团体与个体咨询师的、母亲的团体与个体咨询师的、孩子的团体与个体咨询师的、父母的夫妻咨询师乃至全家的家庭咨询师一起参与的。大家主要研究各自系统做得如何，如何协调，如何思考大家各自未来工作的方向，孩子的哪些状况需要父亲更多的理解和面对，才能为未来的家庭咨询做准备。父亲愿意为自己的错误负起责任的程度，母亲是否能支持孩子而非仍站在父亲加害人这一

## 第二章　咨询师的学习历程：个案实务工作之旅

方。因此，许多疗程都需要让所有系统里的咨询师了解并达成共识。在这些极其重要的交流里，我看到咨询师对彼此非常尊重，不论对方用的是什么学派和理论，他们都认真整合进不同学派参与的团体工作中。那时的我还是个"菜鸟"，学了很多学派，但还不是很清楚自己到底要用什么学派，还在一个摸索和学习的阶段，觉得大家的工作丰富又有趣。

在医院做志愿者是另一个观摩的旅程。看医院如何设置不同的咨询平台，也观察许多不同的咨询师是如何与不同的来访者工作的，事后再和各个咨询师讨论他们对咨询过程的看法。我可以感受到因为自己是博士班的学生，所以医院各个咨询师对我都很照顾，愿意让我学习更多的东西，也愿意多和我讨论，听我的想法。说是去做志愿者，没想到自己有了更多的学习机会，真是难得！

从大学城校园走出来，到附近州政府所在地的首府城市（Des Moines），接触到的个案议题更多元了，除了前面提及的性侵系统工作，还包括贫困、毒品、长期性精神科议题。在精神科议题里的婚姻挣扎、毒品宝宝的抚养、寄养家庭与寄养儿童、不同的创伤、大家庭的纷扰、难民家庭、儿童青少年的精神科议题、老人议题等，咨询的世界一下子打开许多不同界面，而不只是停留在校园议题而已。

在医院做志愿者快满一年的最后几个月里，我和临床中心主任戴安娜约谈近一年我做志愿者的状况，也询问申请在医院实习的可能性。戴安娜很快地答应为我向医院申请博士一年的全职实习（一周工作40小时）加上一年实习薪水（美金22000元，在当时这样的实习薪水是很高的，一般心理博士班实习都没有薪水，有的话也很少）。我想她可能在这一年的观察里看到我的努力，给了我这个机会。

这样的申请真的得来不易，是在没有先例、没有教授可以帮忙的情况下想办法开创出来的。回顾自己在美国学习的历史，真的是有种开辟江山、打天下的感觉。一年后我完成博士学习，之后艾奥瓦州立大学家庭婚姻治疗博士班学习的学弟学妹们承接了我在此开拓的医院实习机会。

在准备做志愿者之前，我的先生陪我在艾姆斯和实习城市得梅因之间往返多次以熟悉道路和方向。顺利的话车程一趟约1小时，所以在做志愿者的过程里，每星期要经过一天来回2小时的车程，这对那时主要在校园生活的我来说是一件大事。后来的实习中，一星期5天、每天至少2小时的车程变成了生活里的一部分，若遇到冬天下雪、下冰雹，就需要更长的时间开车回家了。记得有一回下冰雹，同事阿妮特（Anette）问我要不要住她家，那样就不用在冰雹里开车回艾姆斯。我说没关系慢慢开就好了，那时我不知道冰雹中开车的严重性。当我开上高速公路时才发现不妙，路很滑，我这辈子从来没开过下冰雹的路，对如何在冰雹

## 第二章 咨询师的学习历程：个案实务工作之旅

中使用方向盘也不清楚，又无法掉头，因此每一米开起来都十分困难。我在车里都吓哭了，只能边哭边开车。记得那时在看一本比喻女性为狼的书，我于是边哭边想我是女性我是狼，我是勇敢的。我就这么想着想着、哭着哭着地开回家。也不知开了几个小时，到家都要半夜了，看到先生就抱着他大哭了一场。我觉得要让博士实习成行，其中要经历好多，好多事真的都不是那么理所当然的。[2012年6月我接到台湾心灵工坊寄的邮件，他们即将出版《与狼共奔的女人》（Women Who Run with the Wolves）的中文翻译版，这本书在20年前给在冰雹中饱受惊吓的我带来了极大鼓舞，让我可以平安开车回到家，很感谢这本书，也希望更多的华人、尤其女性可以从此书中得到支持与启发。]

### 4. 医院门诊中心与住院中心的全职实习

在全职实习时，我开始大量接个案，最高记录一天接8个个案，包括家庭、夫妻、兄弟姊妹、儿童青少年团体等不同组合，当偶尔遇到预约取消时，会觉得终于可以喘口气。我有时自己单独接案，有时和别的咨询师（包括心理师、社工、精神科医生等）合作。有时一些咨询对象状况不好需要住院，我也会到住院中心去和他们以及服务他们的系统联合工作。有时儿童青少年住院中心需要支持，我也会过去和孩子及服务孩子的系统配合。一般3～5个家庭成员还可以面谈交流，但有一次有一个家庭来了约莫十个人，我们必须找一间很大的房间来工作，我紧张得不得了,不知如何和这么多人交流,但还是带着紧张试着去帮助他们。这些不同的经验都在磨炼我,不同的挑战丰富了我的经验。一年下来,我总共做了一千多个咨询访谈。

在写这个段落时,我的脑海里也出现了几个印象深刻的个案画面。我想到了马修(Matthew)和他的妈妈、大弟弟以及婴儿弟弟,我想到了乔安娜(Joanna)和她心爱的宝宝,我想到了特雷莎(Teresa)和她的先生以及儿子,我想到了记不起名字的6岁小女孩和她的母亲,我想到了另一位女士和她的先生、两个儿子,我想到了小学年纪的三姐妹,我想到了一个精神科议题的个案团体里的一些成员,还有很多……这些个案我都工作了一段时间,在这期间有不同的挑战和相关的议题出现,不知他们现在可好,谢谢他们给我机会让我和他们工作,祝福他们!

在一年的全职实习里,弗兰克(Frank)是我的督导,给予我极大的帮助与支持。弗兰克是一名社工,有一二十年的工作经验,他总是问我我想要做什么,然后去引导我。弗兰克也是一个很特别的人,他和妻子没有孩子,但他们领养了七八个孩子。有些孩子健康状况不稳定,会轮流住院。当我问弗兰克怎么会想到要养这些孩子,弗兰克说他和他的妻子都希望通过他们的不放弃和关爱,让孩子感受到温暖,也不轻易放弃自己。我当时觉得好感动,也觉得自己能有弗兰克这么一个特别的人做督导是一件多么幸运的事。

在医院里我们会定期举办个案研讨会,所有服务于该个案及

## 第二章 咨询师的学习历程：个案实务工作之旅

其系统的咨询师都会参与。在前面做志愿者的部分我有提及过，我总是能从集合所有的脑力来探索如何提供对个案更好的服务中学习到很多，也经常被深深震撼。在医院做志愿者和实习的2年经验，丰富并扩大了我对咨询的视野和认识，真是谢谢这里所有的人，包括主任、所有咨询师、督导、所有来访者及行政人员。最重要的，还要感谢和我对话的来访者。这是一趟丰富的学习之旅。

完成博士实习离开医院，再到后来写好论文拿到学位，我又迈向另一个阶段的学习之旅了。在这一章节里，我主要分享了在国外当学生的学习历程，在每一个过程里，我都扎扎实实地向有经验的人学习。毕业后的学习又是另外一个充满挑战、磨炼和许多刻骨铭心时刻的历程。

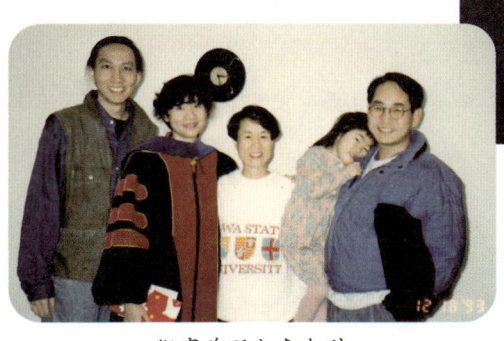

我和先生毕业照

搬家前朋友来告别

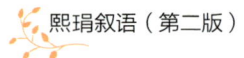

## 咨询实践的计划视野

不知大家看了这个章节，对咨询师学习历程的感想是什么？也许大家可以和自我对话，或和身边的同学针对以下的问题对话一番：

- 通过阅读这个章节，结合自己学习做咨询师的经历，什么是你愿意再去多想想的？
- 做咨询的机会有哪些？
- 如果有做咨询的机会，你通常怎么计划接哪类的个案，怎么计划接案量？
- 你如何提高做咨询的基础与实力？
- 做咨询工作的困难是什么？
- 如何创造机会让自己有个案可以做？
- 哪些咨询个案你需要转介（当你发现自己的限制，做不下去时）？

督导是一种稀缺资源，有咨询做但缺乏督导会使咨询师的发展受限制，因此我在第八章会对督导、尤其更可能实行的同辈督导做更多的论述。

## 第三章

## 咨询师与自己、朋友及家人的关系

**咨询和帮助朋友、亲人的思维**

咨询是一个专业,它有理论、有技术。我们需要通过大量个案实践及被督导的经验,来累积自己做咨询的实力,当然还要有很多理论及课程学习来与实践相整合。一般的咨询专业要在特定的机构、医院、学校去实践,好好地、专心地与来访者对谈一段时间,一般需花费50分钟左右,而且需要付出大量的心力、脑力与体力。

因此结束咨询专业工作或下班后,就应当卸下咨询师的角色,随缘地去生活和交谈,国外咨询的设置也是会将专业工作和生活分开的。如果专业咨询师下了班回到家后,或者和朋友在一起时还继续做咨询,他可能会吃不消、累过头的。咨询师下班后也应放下自己对助人的期待,过平常人的生活。我在美国生活的

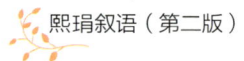

那段时间,身边大部分的朋友都是专业咨询师(例如社工、心理医师、咨询师等)。当我们有机会在一起聊天、吃饭、喝茶、喝酒时,我们就好好地、自然地在一起,没有人对谁做咨询,就算某些人可能在经历一些问题,需要慰藉,但我们仍然只是自然地谈话。可能大家都有共识,生活和咨询是分开的,而且专业的咨询是需要收费的。如果对朋友做咨询,是不好意思收取费用的。这种划分得以实现的另外一个因素可能是,心理学在美国已经发展很久很普及了,社区里到处都有非常称职的专业咨询师,翻开电话簿也能找到很多咨询师,而且他们都持有专业执照,收费也合理。通常有医疗保险的话,保险公司会支付大部分的费用,因此咨询资源丰富,大部分的人都可以自己找到对其有帮助的咨询师。另外,一般人注重隐私,不太会去告诉外人自己找过专业咨询师,除非是非常要好的朋友或亲人。国外咨询师一般是全职工作的,赖此为生,如果下了班还咨询,体力也可能会吃不消。

这几年有机会到祖国大陆做培训,我感受到了大家对心理学的热爱与需求。许多人希望通过学习心理学帮到自己,也帮到周围的亲人和朋友。再加上心理学是一个新兴的行业,社区里咨询师水平不一,相对之下要找到对自己有帮助的咨询师比国外要难。因此心理学和咨询的发展关系与国外很是不同。对此我们需要加以理解,然后再通过理解去看我们可以做些什么。

也许我的理解不完全正确,还需要有更多人的补充和注解。但我想试着把我的理解写出来,这也许可以成为一个对话的平

## 第三章 咨询师与自己、朋友及家人的关系

台,在未来开启更多的对话空间。我的理解是,目前在祖国大陆全职咨询的人还是极少数的,除了在医院、高校、少数的私人咨询公司工作的人(也许每个人对咨询的定义会有所不同,认为某些工作不等于咨询,我这里指的是广义的咨询,包括一切以谈话为工具来帮助人们面对生活困难的执行者,例如精神科医生、社工、咨询师等),大部分学咨询者一方面努力学习不同的心理学课程,另一方面也试着把课程中学到的东西拿来帮助自己,用在自己甚至家人身上(这可能是家族里第一次出现对这方面的学习,父母、祖父母、曾祖父母,甚至祖先都未曾有机会这么大量的学习心理学,是世代交替里罕见的现象,也是这个时代最珍贵的事情),许多人都热衷用此改善自己与家人的生活。与此同时,许多人也开始思考未来自己是否可以成为专业的咨询师,开始去考证,希望丰富自己的学识并强化做咨询的能力与背景。

2017年,国家取消了咨询师资格证的考试。这件事对未来咨询师的发展和影响是什么,尚有待观察。我的感想是,虽然考试取消了,但大家对心理学的需求不断增加,咨询师是大量被需要的。把专业做好,树立起口碑,是未来想从事咨询工作的人需要用心努力的地方。

目前的情况,大部分人仍拥有另一份本职工作,然后再在本职工作外投入时间进行咨询的学习与实践。在和一些人的讨论里,我了解到目前在祖国大陆要靠咨询谋生还是一件很不容易的事情(除了极少数在医院和高校工作的从业者),因此许多人在

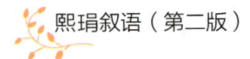

学咨询的过程里,除了帮助自己,也希望可以协助家人、朋友,甚至偶然遇到的有缘人。我感觉祖国大陆似乎在经历其他国家较少经历的发展过程,我觉得可以称之为"咨询的生活化"——大家既希望将在咨询里学到的心理学融入到自己和家人的生活中,又渴望成为帮助他人的咨询师,甚至以此谋生,这是一个非常特别的现象。在许多国家,人们都感受到心理学带来的帮助,也会去学习,但可能不会想要成为咨询师。写到这里,我似乎更加能感受到中国人的热情和积极性,即当大家发现心理学可以给生活带来很大改善时,会愿意好好投身于心理学这个行业,让它更普遍化,成为生活里的工作。我这几年在祖国大陆不同地方上课,总能充分感受到人们对心理咨询有着极大的期望和需求,也看到大家希望把咨询的知识和技术拿来帮助周围的人的意愿。

这些情况很是特别,但不论渊源是什么,或人们身处的位置是什么,许多学咨询的人和已成为咨询师的人可能都会在学了咨询后经历到关系中的变化。可能遇到的变化包括:

- 我可不可以给朋友、家人做咨询?
- 朋友、家人对咨询师的期待与咨询师对自己的期待?
- 学咨询对生活的影响?

## 第三章　咨询师与自己、朋友及家人的关系

### 是否可以为朋友、家人做咨询

以我在美国所接受的专业训练来说,答案是不可以,以避免双重关系所带来的不够中立的立场。我在美国学习的伦理守则里强调,一旦咨询师为朋友、家人咨询,因为和朋友、家人有既有的关系,咨询师会带着原来的关系来看问题。而这可能会有个人偏见,这种偏见是不专业的,可能会有失公正,甚至在处理问题时带来不必要的伤害。在美国,相关的训练是一板一眼的,很严格的,给朋友、家人做咨询是不被允许的。

我念博士时,有一位美国同学朱莉娅(Julia),她年纪比大部分的同学都大些,她在有许多社会历练后才再回校念博士。有一回我和她聊天谈到这个主题,因为她比我早进研究所,加上她丰富的历练,我很想听听看她的想法。令我讶异的是她的回答,她说她一般不会为朋友做咨询,不过当朋友有危机时,虽然对方也可找专业的咨询师谈,但如果存在紧急性的问题,她偶尔会破例给朋友做咨询。我问她:不担心双重关系吗?她说她会先问朋友想不想和她谈,还是想找咨询师谈。如果朋友很想和她谈,她也会说她可以试试看,但如果有更多的需要,朋友就必须另外找咨询师。所以一开始她会厘清她的角色,以避免朋友不切实际的期待。朱莉娅是我非常尊敬的一位同学,她平时做事总是十分稳

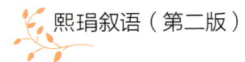

妥。我也和她共同修过一些课，了解了很多她对不同事情的看法。这次她和我分享对朋友做咨询的想法和实际操作，让我很有收获。当然她也对我说，不能对太多朋友破例这样做，因为这会让自己很累，偶尔为之尚可。她也说有时要克制自己，不要把朋友的问题都往自己身上揽。当朱莉娅意识到这点时，也会鼓励她的朋友去找咨询师，或是给她的朋友介绍她觉得不错的咨询师。她说尤其当好朋友知道她在念家庭与婚姻治疗博士班后，会想请她帮忙，她必须告诉朋友自己可能不是最适合的人选。这也让我学到，虽然理论上人们会去找专业的咨询师，但在真实的社会关系里，美国的咨询师也会被好友期待提供咨询，所以咨询师真的要厘清自己的立场是什么。

> 写到这里，我也想邀请大家思考：身为咨询师或即将成为咨询师的你的立场是什么？是否有朋友找你做咨询，你该如何响应，你对这些回应还满意吗？

朱莉娅的回应有她个人的风格，但也有伦理观的调整、依据和保护。因此朱莉娅试着在专业伦理和人性（帮助朋友）之间找到平衡。如果我们愿意做咨询并成为咨询师，那么可不可以对朋友、家人做咨询是我们一辈子都会遇到的议题，我们都要找到自

## 第三章 咨询师与自己、朋友及家人的关系

己的平衡点,找到我们能做的,但也给自己保护和限制。

祖国大陆的人际关系也许和国外不同,也许会有不同的思维在演化产生。我猜当人们尚未成为全职咨询师、还不需要从早到晚做个案之前,因为学了咨询、喜欢咨询,可能会在生活里尽量也给自己的朋友和家人做咨询,希望大家可以从中受惠。但当人们以全职咨询师为工作时,对是否帮助朋友、家人应有更多的思考并尽可能地设限吧!

## 转介

若咨询师不能帮助朋友和家人时,需要有可转介给其他可信任的咨询师的资源,否则对自己、朋友或家人都不合适!咨询师面对的问题很多,也可能很复杂,去理解什么是自己可以做的,什么是自己无法做的,什么是自己的限制所在,是在帮助朋友、家人时需要思考的。在做全职专业咨询师时,何时需要将个案转介到更恰当的咨询师那里去,也是每个咨询师需要问自己的问题。

因此,去了解社区里不同咨询师的专长,以便在有需要时将个案转介到更擅长相应议题的咨询师手里,也是专业责任的要求。同时,也要让别人知道你擅长哪些领域,这样别的咨询师也可以转介给你相应个案。当然,创造社区中的转介资源是需要一个过程的,当转介资源越来越丰富时,个案可以找到较能帮到

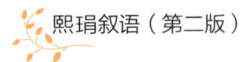

他们的咨询师,咨询师也更能发挥所长地协助到来访者。另外我的理解是,当咨询师隶属于一些企业员工关怀计划(Emplyee Assistance Program, EAP)系统中时,他们的专业擅长也更能和企业员工的困难匹配。

### 另类的访谈:报告和人类学式的访谈

在美国念研究生时,我做了许多课堂报告,这些报告主要是去访谈一些华人留学生夫妻。访谈的框架是考察如何用不同的咨询理论和架构来看待夫妻及家庭面对的生活和其他议题,我再从访谈资料里归类整理做成报告交给任课教授。但奇特的是,往往约定一两个小时的访谈,最后都要三四个小时甚至更长时间。那时我还年轻,体力比较好,访谈到半夜或凌晨一二点是常有的事,甚至有访谈到凌晨4点的记录。我想在那个过程里,体验的是许多在异乡读书的游子,要经营自己的家庭,教育下一代,虽然有妻子陪读,但总有许多的挑战、辛苦与冲击。他们总会在访谈最后告诉我,虽然是在做研究(在研究里我不是咨询师身份),但其实在这个过程里,他们觉得得到了帮助,甚至解决了自己或婚姻家庭的问题。有部分研究对象是我的朋友,他们原本不太理解我的专业能做什么,但在访谈里他们充分感受到了对话的力量(虽然在当时我不是在处理问题,只是理解与好奇),对我的工作

## 第三章 咨询师与自己、朋友及家人的关系

也有了新的理解。因此，那时我好像很自然地便成了华人朋友的咨询师，他们常找我谈自我成长议题、婚姻议题、家庭议题、公婆议题以及教育议题。尤其当地缺乏华人咨询师，只有白人咨询师，那个时候我还年轻，也就只能尽我所能帮助他们，但大家都是朋友，没有涉及收费，纯属义务帮忙。多年后我们有机会联系上时，他们仍很感谢有我支持与陪伴的那一段时光。那时我并没有觉得特别累，反而觉得非常有趣，可以陪大家去面对不同阶段的生命故事，我自己也很有收获。

我的指导教授也鼓励我多做访谈，先不要太担心他们作为我朋友的身份，因为多做访谈也可以训练我的访谈能力。有一种访谈是人类学思维的访谈，即请教夫妻、家庭在不同生命阶段的生命经验，不用处理，也不做治疗，只需要去理解，让家庭在述说里回顾、整理、沉淀和反思。我的角色是学生般的访谈者，多去请教，开启说故事的空间。所以，如果是陪伴朋友、家人的话，一个较自然的方式就是让朋友、家人说他们想说的故事，我们不是咨询师，而是访谈者。乍一看，好像访谈者没有做出些什么帮助，但在我的经验里，很多夫妻都反馈这样的访谈带给了他们很大的帮助，他们也有些意外，怎么只是讲述自己的故事就会有帮助呢？这种访谈称为人类学式的访谈（Ethnographic Interview），访谈问题的大致方向如下：

- 请说说你们现在的生活过得如何。

- 哪些生活经历是令你们满意愉快的？
- 哪些生活经历是较困难、有挑战的？
- 对这些困难和挑战，你们希望如何去面对和处理？

这些都是大方向（Grand-Tour）的问话，每个大方向的问话，都可再设计更多的细节问话，让讲述者有机会再多说些。掌握这些访谈的方向也是在念博士班时被指导教授训练的内容之一。在我尚未正式在单面镜前做婚姻家庭个案时，我的指导教授建议我先在华人或亚洲的校园社区里做这种类型的访谈，为未来的单面镜咨询铺路。现在想想这种人类学的访谈（看似非治疗性的问话，却蕴含了无数有疗效的部分）其实是非常好的做咨询的基石，为未来的咨询带来巨大的帮助，且这种访谈不会只限于个案，朋友、家人都可访谈，较无风险。当然这种访谈也需要事先训练，理解它的理念，把握住问话的精神，这样设计出的问话才会到位。

写到这里我再度感到，其实对朋友、家人做访谈有更大的空间、视野和更多的可能性。回顾做咨询师的历程，人类学式的访谈其实是成为咨询师之前很好的练习与基础，这是我平常在训练里较少提到的一个重点。也许在未来的训练里，我可以增加这个项目，让学员有机会做更多基础的练习，对未来的咨询工作会更有帮助，而且对朋友、家人做这种人类学式的访谈风险也较少。

也许举个具体的例子，可以让大家更清楚如何进行人类学的

## 第三章　咨询师与自己、朋友及家人的关系

访谈，大家有空也不妨多试试，这种访谈练习会给未来的咨询带来许多启发。诚如之前所说，它是个理解性的访谈，而非解决问题的访谈，访谈者的压力也较小。

(1) 选一个有兴趣想多了解的主题来做访谈。

例如：如何面对父母的老去？

(2) 针对此主题规划一些开放性的问题。

例如：你体验到的父母老去有哪些表现？

父母如何面对他们的老去？

作为子女的你，如何面对父母的老去？

面对父母的老去，子女可能会遇到哪些困难？

父母对子女的期待是什么？

面对父母老去，子女对自己表现的期待是什么？

对独生子女来说，面对父母老去，有哪些问题是非独生子女不用面对的？

可以不受限于以上这些例子，重点是针对主题设计问题，放下自己的预设，让受访者说完他的故事，不用处理和解决，只是不断好奇和理解。可以事先设计问题进行结构性访谈，或是设计部分问题，如果是在现场访谈里临时设计的，我们称为半结构性访谈。

(3) 在（2）的问话里，受访者分享了许多故事，你可以请受访者针对他的陈述做更多更细的形容。

例如：如果受访者会说父母常觉得"无聊"。访谈者可以问"可不可以请你多描述一些父母说的'无聊'指的是什么？"

让受访者对于自己所说的东西，有机会做更多的描述和形容。当受访者有机会再次描述他先前分享过的事情，他自己也会增加对事件的了解。

(4) 这种人类学访谈，基本上受访者是老师，访谈者是学生，访谈者的意图就是不断地请受访者叙说更多属于他的经历和故事。这种访谈不干涉、不处理、不建议，完全以研究、收集受访者的故事为主轴。通常最少1小时，视研究需要，可弹性调整时间，一般会加长到2小时，甚至3小时。也可安排多次访谈以达到搜集完整的研究资料的目的。

(5) 人类学访谈可以训练访谈者的倾听能力、专注力、理解力、好奇心和回应力等。

(6) 在访谈结束时，可以请受访者谈谈他们的感想是什么，也是个反馈。

例如："1个小时过去了，你对今天谈话的感想体悟是什么？"

(7) 感谢对方愿意接受你的访谈。

例如："今天非常感谢你在百忙之中抽出时间来接受我的访谈。"

访谈对象不限，可以是家人、朋友、同学、同事或陌生人，只要达成知情同意便可。这种开放不处理的访谈多做一些，一定会给未来治疗性的咨询访谈带来很多帮助。

写这个主题是我意料之外的，我原本也在思考整理、重新看待这个主题，并发现它极其丰富，不是一个框架就可以囊括全部。希望对这个主题的各个层面的分享，可以使大家有更丰富的思考、反思和计划，因为这个主题随时发生在我们周围！

## 朋友、家人对咨询师的期待与咨询师对自己的期待

我常常在不同地区听到各地的华人咨询师告诉我，他们的朋友或亲人会对他们说这样的话：

"你自己是咨询师，怎么你的孩子会有问题呀？"
"你自己是咨询师，怎么婚姻会有问题？"
"你自己是咨询师，怎么还会得抑郁症？"
"你自己是咨询师，怎么走不出失去父母的哀伤呢？"

我也听到过亚洲各地的咨询师告诉我：

"我已经是个咨询师，怎么自己的孩子都教不好？"

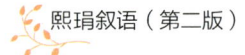

"我已经是个咨询师,怎么还搞不定自己的婚姻?"

"我已经是个咨询师,但和婆婆关系这么不好,一定会给别人笑话。"

"我已经是个咨询师,却帮不了自己,仍然得了抑郁症。"

"我已经是个咨询师,却无法马上平复失去父母的伤痛。"

做咨询师真不容易,一旦做了咨询师,四面八方的人都开始对他有了很高的期待,咨询师自己也对自己的生活有了很高的期待。这是可以理解的,我想先说说这些现象。

我们先检讨周围的人对咨询师的高期待是怎么来的?也许这也是个值得大家共同讨论的主题。据我多年观察的理解,似乎人们对咨询师有"神化"的倾向。他们觉得,一旦人们通过不同渠道学习成为咨询师后,就必然知道应该如何面对人生各式各样的困难和挑战,而且可以快速调整到最好的状态,这样咨询师就不会有问题,也不会需要花太多时间去处理问题。当人们带着这样神化的思维去看咨询师时,很自然的会很讶异怎么咨询师也会有问题,或有问题怎么没法快速处理掉,甚至会对身为咨询师的朋友或亲人更失望。

成为咨询师的人往往也会和朋友、亲人对咨询师的"神化"期待有雷同的看法。自己已经变成咨询师了,怎么生活里还有这

## 第三章　咨询师与自己、朋友及家人的关系

么多问题处理不来,甚至质疑自己是否有资格做一个称职的咨询师。我想可能有不少咨询师认为,学了咨询,生活里许多的困难和挑战都可迎刃而解。的确,咨询的知识会对我们的生活和人际关系有帮助,我在本章会更多的阐述这个问题,但学了咨询生活里不同的状况都可迎刃而解的思维有待探讨。

**大家别忘了被"神化"的咨询师也是个"人"。**

我在不同地区督导过许多咨询师,也充分感受到他们是活生生的"人"的那部分。在和许多资深的老师、教授、咨询师(我从他们身上学到如何做咨询的专业知识)的相处里,我也经历到许多"人"的部分。由于我的训练是在美国进行的,我和咨询师同学们除了一起学咨询,彼此还有很多其他交流,我也亲身体会到他们"人"的部分。在美国,很长的一段时间里,不论在医院或在机构,我周围的工作伙伴都是社工、心理咨询师、精神科医生、精神科护士等,他们都是全职专业人士,并且至少有硕士学位,在专业上也有着极深的历练和素养(我跟许多四五十岁、甚至六十多岁的同事一起工作)。在和他们的相处及聊天里,我也充分感受到他们"人"的部分。

这个"人"的部分指的是什么呢?我想分享几个印象深刻的有缘人的故事。琳恩(Lynn)是我博士班的同学,我在单面镜后看过无数次她是如何与家庭、妇女、男士和孩子工作的。她总是能和来访者建立非常好的关系,而且总是有办法在自己还处于学习阶段时就能帮助到家庭,让家庭有所改变。我喜欢看她自然

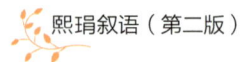

而笃定的访谈。她是一位有4个男孩的妈妈,在当时孩子们都处在小学、中学的阶段,我们经常一起聊天,一起到外州开会,一起住饭店,一起喝酒,也去她家玩。她会和我们讲她做妈妈的困难和挑战,每个孩子都不同,她也不知道自己是如何一路走过来的,总觉得好忙、好乱。她觉得和先生的感情不是很好,也想改善,但似乎不太容易,但双方对家和孩子都是关心和负责的。那时我内心有些讶异,觉得她的家庭治疗做得挺好的,但她似乎对自己家庭不是全然满意。

艾玛(Ama)是我在医院实习时遇到的一位心理治疗师,人很高大,快60岁了,治愈创伤的工作是她的专长,所以许多个案、尤其是涉及女性创伤议题的都转给她。有很多个案都在等待艾玛开案,我们那时说艾玛的等待名单很长,意指很多来访者都指名要艾玛做咨询师。大家都敬重艾玛,在个案研讨会上,总是喜欢并期望有艾玛的参与和分享,有艾玛在,我们总会对个案有更深的理解,未来可工作的方向也更明确。有回我和艾玛聊天,她告诉我她刚看了由当时很红的美籍华裔作家谭恩美(Amy Tan)的书《喜福会》(*Joy Luck Club*)改编的电影,主要谈亲情、母女关系。她非常喜欢这部电影,也觉得母女关系是一个普遍的主题。她感受到的纠结的中国母女关系在西方也是有的,她非常喜欢从电影中体会到的和中国人的联结。在这场谈话里,艾玛述说着自己,也述说着自己作为女性的孤独。她早年离婚,育有一女现已成年。似乎从电影中母亲的角色里,艾玛在和自己联结,

## 第三章　咨询师与自己、朋友及家人的关系

也在和我分享。我记得当时在她的办公室里，她坐着，我站着，那是个温暖的时刻，但我内心中也讶异着她告诉我的内在孤独的体会，她需要去面对、经历。我也感受到在咨询做得非常好的同时，她也在面对自己人生的议题。

我博士班的指导教授，也是在单面镜后督导我的乔安宁（Joanning），是一位让我获益很多的老师。他教我如何做家庭治疗师、教我理论，也教我如何做督导。他和妻子休（Sue）常请我们去他家玩，是个非常开放开朗的人。后来休得了老年痴呆症，出门常回不了家，乔安宁一直照顾休，不愿送休去赡养中心，直到后来境况愈加艰难，才将休送到赡养中心。他们夫妻感情非常好，休得病后会迅速离开人间，这对乔安宁是一个不小的打击，他们有3个处于青少年期的孩子。在休生病时，乔安宁曾请我去他们家做些中国菜，想让休开心，但抽油烟机太大声，我记得当时休把两只手捂在耳旁，于是我们知道做菜并没有让休开心，反而给了她压力，所以后来就没再去了。在休还住家里养病的时候，乔安宁常常无法来学校，有一天我在学校看到了他，出乎我意料的，他头发没梳，衬衫也没全扣好扎到长裤里，我对他说"Are you ok?"（你还好吗？）他说"I can no longer take care of Sue. She got lost last night and I could not find her. I spent the whole night looking for her. I finally found her in the police station this morning."（我再也不能照顾休了，她昨晚又走丢了，我找不到她。我整晚都在找她，今早我才被通知到派出所去接

她)。老师在美国极具知名度,是家庭治疗的名师,看到老师在面对妻子的生病、失去与妻子的联结、失去那份挚爱的婚姻、自己一个人去照料3个孩子的巨大变故里的痛苦和挑战,我深深地体会到,不管名气再大,咨询师也要经历生命里不可避免的压力和失落。

其实还有许多国外咨询师"人"的部分的故事可以写,但我想通过前3个咨询师琳恩、艾玛、乔安宁的故事说说我对咨询师"人"的部分的感想。其实我刚开始学咨询时,也会崇拜我的教授老师们,还有资深的咨询师或学咨询的同学,觉得他们咨询做得好,那么他们的个人和家庭生活一定也很完美;或是如果他们遇到生命里的挑战,应该可以快速地处理解决,而且比一般人解决的速度快很多。可是在多年的经历后,我发现事情不全然如此。从许多国外的咨询师身上,我发现不论他们是多么棒的咨询师,当遇到不同的生活议题时,他们也会如没学过咨询的人一般,经历冲击、痛苦、挣扎或黑暗的时期,也会需要时间去调适,甚至有时会卡住很多年才慢慢走出来。所以一旦咨询师自己的生活遇到状况,也会像一般人一样要经历一些过程,是否一定比一般人调整得更快也不尽然,还要看具体情况。

当然学了咨询、有机会和很多不同类型、不同议题的来访者工作,向他们学习,与他们一起探索困难中的面对方式和解决之道,都会增广见闻,扩大并丰富我们对生命的体悟与了解。在陪伴人们做咨询的过程里,也增加了我们面对生活和生命的工具和资源，这些都是学习咨询、做咨询工作的额外收获及礼物。所以咨询的专业和工作的确会让咨询师有更多对生命的历练和更广阔的视野，也间接让咨询师对自己的生活和生命有更多的反思和珍惜。

我听过许多在国内外长期做个案的咨询师和我分享，在和来访者工作后，这些咨询师开始发现自己拥有更多，他们不再把自己的生活视作理所当然，而是变得更珍惜自己目前的生活，更珍惜自己的孩子、伴侣，也更珍惜自己的父母。在下个段落我会讨论学咨询对咨询师生活的影响。

**固然学咨询对咨询师的生活会有帮助，但学咨询后咨询师的生活应该就变得更完美吗？**

我越来越发现，固然咨询师可以在咨询的学习里去陪伴自己、亲人、朋友，但咨询师这个"人"需要经历的"人"的过程可能还是无法避免的。例如有些咨询师陪伴很多有亲子关系问题的来访者，但和自己女儿似乎总有冲突，他们有试着去沟通，但关系总是很紧张，这些咨询师也会有挫败痛苦的感觉，也在想办法弄清楚到底怎么回事，思考可以做什么，他们通常必须回到父母的角色来看待亲子关系。因此当朋友亲人对这些咨询师说"你都当咨询师了，还跟自己的女儿关系弄不好？"或咨询师对自己说"我到底怎么回事，已经都是咨询师了，女儿和我关系还是不好，老爱和我吵架？"我想这些话对咨询师是不公平的，因为咨询师也是人，他也要在生活和关系里去磨炼、去挣扎、去摸索，陪伴来访者是一个专业职责，陪伴自己和允许自己去经历"人"需要经过的历程也是人生宝贵而必不可少的过程。

写到这里，我想到朱迪思。朱迪思和她的先生都是心理学博士，在我们社区极受敬重。朱迪思在大学任教，也在社区里做很多的培训和顾问的工作。我获得一个机会参加了朱迪思开的"长期多元文化在家庭与婚姻治疗中的运用"的课程，在那里认识了朱迪思老师。她人非常好，专业知识扎实，临床经验丰富，我从她那儿学到很多。后来变成朋友才知道她和她先生面临一个大挑战，就是他们青春期的儿子。朱迪思和她先生都是犹太人，没有生育自己的孩子，他们认养了她先生和前妻生的小孩，前妻是黑人，因此这个孩子是黑人犹太人的混血小孩。

这个小孩似乎从小就有状况，让父母烦心。他被诊断有躁郁症，有喝酒和吸毒的问题，常常不按时回家，在不同的时期住过一些戒毒中心的庇护所。我没见过这个小孩，但后来和朱迪思在一个大学里共同任教，所以我俩有机会聊聊天。朱迪思告诉我，她和她先生总是提心吊胆地担心儿子的安危，他们夫妻都是社区里的心理咨询师，要帮助很多的人。但在自己的家庭生活里却需要去面对如何与儿子相处，朱迪思也提及，孩子较认同自己是黑人，在犹太裔的父母家生活对孩子也是一个挣扎。朱迪思的生活对我也是深刻的提醒，咨询上非常专业的朱迪思，不断需要面对她在"人"和"母亲"这两个部分需要面对的事情。没有任何朋友质疑朱迪思和她先生，说"怎么自己是心理师，还搞不定自己的

## 第三章 咨询师与自己、朋友及家人的关系

儿子",大家都抱着尊重、支持的态度。我有个好友曾送我一串高僧祝福过的蓝色念珠,我非常喜欢这串念珠,它也陪着我迁徙过许多地方。在2005年夏天,朱迪思知道我即将搬回台湾,于是带着一盒樱桃到我的家来看我,和我道别。我把蓝色念珠给了她,告诉她蓝色念珠已经陪我很多年了,现在可以来陪她去面对她生活里的挑战。她问我说"Are you sure?"(你确定要送我这串念珠吗?)我说"Yes, I am sure."(是的,我确定要送给你)。她回应说"This is what I need."(这就是我最需要的。)我们互拥道别,祝福彼此。

在咨询工作里我陪伴很多人面对死亡的议题,也觉得这些陪伴是有意义、有价值的。但在2010年5月时,我挚爱的老父亲过世了,对我来讲,面对这件事件是一个几乎无法承受的经历。我母亲在2001年过世,当时我还住美国。在母亲生病期间,我来回飞了好几趟,回来台湾参加完葬礼后,就必须再飞回美国,回到我的工作中。因此我没有很多空间和时间去感受母亲的离去,一切都要快速消化。但因为工作状态的不同,我有了时间和空间去体会父亲的离去,体验失去亲人的感受、家人的感受。我基本上每天都会哭,每天都想爸爸,大概哭了半年,对自己的先生也较疏忽关照(还好他支持、理解我,知道我需要这个空间)。我瘦了好多,也留了更多时间和弟弟妹妹们在一起。我知道我需要去感受父亲给我们的礼物,他给我们的支持、祝福和我们对他的想念。我就让自己走这个历程,我不想用我已经是很多人的老师这

一身份来要求自己,我需要回到我是爸爸的"女儿"的位置来体验自己和生活,当然每个人对于如何面对死亡都有自己的诠释和价值,但我想用我的方式去经历。我想我放下了我是咨询师的这个角色,好好地去做个女儿。一年半过去后,我也慢慢活回来了,可以继续往前迈进。在父亲过世的事件中,我体悟到我这个"女儿"的情感需要用自己觉得自在的速度去体会,我想我尊重了自己的速度,也深刻体会到陪伴个案面对死亡和自己面对死亡是如此不同!

我想无论学了再多的咨询理论和技术,咨询师也同样避不开普通人都可能会遇到的各式各样的挑战。如果生命中有避不开的课题,那我们能做什么?我想有幸做咨询师的我们,可以带着在咨询里的理论和技术,以一种谦卑的态度,从人生里不断地学习和调整吧!希望周围的人也可以打破迷信,支持咨询师在人生里不断地学习,不断地面对自己,希望周围的人不再说"都是咨询师了,还不知如何教育女儿"。反而会问"你在教女儿时遇到的比较困难的地方是什么"。这么一来,咨询师的角色就卸下来了,而首先被看到的是母亲、父亲的"人"的角色。

第三章 咨询师与自己、朋友及家人的关系

## 学咨询对生活的影响

前面提到做咨询的人仍然需要有空间和时间去经历"人"的部分,而非成为咨询师就会成为完美的人。另一方面许多咨询师都渴望自己对来访者的尊重也能普及亲人和好友。我称这种对生活中关系的盼望为"一致性",就是带着类似的精神和态度去和亲人、朋友在一起,虽然这样的"一致性"很不容易达到,但却是一个值得去思索的主题。不同的学派也许对这种"一致性"的想法有不同的理念。我在后现代和叙事治疗的思维中浸泡较久,许多国外人士在长期的思索与练习后也渐渐感受到后现代和叙事治疗是一种生活方式,不仅是咨询的一种操作方式,更会融入到生活的实践中。

我想先举两个我的台湾学生的例子。第一个是在研究所学习叙事治疗、同时也在机构实习做个案的研究生。她学了叙事,对个案的工作开始有了新的思维和转变,她开始看到每个来访者都是面对自己生活挑战的主人和专家,她开始看到需要做咨询不等于问题(外化),来访者对问题总是有想法,而且她愈发能感觉每个来访者的不容易,更能珍惜他们。就在这种理念的浸泡与转化里,她开始反思她和母亲的关系。她发现她珍惜来访者,却从来没有珍惜过她的母亲,据她的描述,从小到大她往往倾向于挑剔母亲的不对之处。当她意识到自己从没珍惜过妈妈时，她对母亲表达了这一点，而且向母亲说对不起，然后开始感谢母亲对她所做的一切，不再视之为理所当然。母亲刚开始很不习惯，但其实对女儿的转变很开心。这位研究生很开心地拉着我的手说："我和母亲的关系越来越好了，我很开心我可以珍惜我的母亲了。"

另外一个例子是另一个在研究所里也参与了大约2年叙事治疗课程的学生。有一天大家在一起吃午餐，她向我表达了她的困惑和期盼。她说学了叙事治疗后，自己更能倾听、更能理解来访者，也能看到他们更多的支线故事，找到他们自身的力量。但不知为什么听自己母亲的故事她就很不耐烦，母亲几十年来都说同样的故事，听得他们兄弟姊妹都很心烦，希望母亲可以说说不同的故事，不要停留在相同的故事中，但没人能改变母亲，就算她学了咨询，她也无法改变她的母亲，她不知道怎么办，她很希望可以好好地倾听她的母亲，但就是做不到。她想听听我的想法。我觉得这个反思是很重要的，她已经看到她对待来访者和母亲不一样，她希望自己可以有新的理解、新的响应和倾听母亲故事的可能性。叙事治疗的学习和咨询工作似乎给她对母亲的态度带来了冲击，并开始在想办法改变。

我是这么跟她说的：

> "如果母亲几十年来都在重复相同的故事，那代表这个故事背后还有更多的故事没被提及，没被看到，没被

听到。母亲这几十年来都在说什么故事呀?"

这位研究生告诉我,她的母亲都在说自己小时候(大约11岁时)失去自己母亲的故事。她母亲说小时候她的妈妈非常疼爱她,在她大约11岁时有一天妈妈吃了隔夜的饭菜,那时候没有冰箱,母亲吃了不舒服,没想到第二天就去世了。小女孩突然间失去母亲,而父亲一年内再娶,继母对小女孩不太好,父亲也没有很关心小女孩。小女孩快乐的童年一下子不见了,从此过着悲伤痛苦的生活,她母亲总是在抱怨失去妈妈的痛苦,还有自己命苦、命不好之类的。研究生是可以理解的,但听了几十年,真的很烦。

我听完后说:

"好像听起来你母亲突然失去她心爱的母亲是个非常大的打击,可能也是个创伤。你要不要试试看去问妈妈'遭遇这样子的事情,她是如何让自己长大的''她怎么可以在失去母亲对她的爱,长大后还可以那么爱自己的子女呢?那个爱是怎么来的?她是怎么做到的''童年的她最不容易的地方是什么''她怎么可以经历这么大的失落,还能把自己的孩子照顾得这么好''如果她在天堂的母亲,看到她的女儿这么被学生喜欢的,还把家照顾得很好,她的母亲觉得女儿最难得的地方是什么'……"

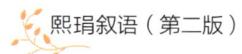

因为该研究生已学过叙事治疗一段时间，有了很好的基础，因此我快速地与她分享可能的问话，也知道她会理解这些问话的意义。她听了我的问话，说她懂了，她从没对母亲的经历好奇过，也没欣赏过母亲的不容易，她知道回家后要如何和母亲相处了。

隔了几个星期，她在下课时和我分享她的阿姨——就是母亲的姊妹——近来跟她说的话。她的阿姨跟她说"你母亲跟我说，有你这个女儿真好，这么理解她"。我的学生跟我说她知道母亲为何这么说，因为近来她开始倾听母亲的故事，带着好奇，不再不耐烦，也开始带领她的弟弟妹妹们，用不一样的思维和母亲在一起。她也很感动自己的调整竟带给母亲这么深刻的印象，我也替她高兴，请她向全班分享叙事治疗对家庭对话带来的影响。

我觉得在后现代和叙事治疗的视野和思维里，似乎咨询师本身会慢慢地改变，因为咨询和生活会慢慢地整合。这种整合是态度的整合，但又不勉强，因此还是要经历一些时间。

早期学咨询时，我见到谁都想咨询，反倒让周围的人压力很大。以前我先生会说"不要给我咨询"，他觉得很怪异。现在我做咨询师的技巧已经融合到生活里，偶尔家人好友问我，我才发挥一下技巧。我在后现代和叙事治疗里学到的态度和哲学观似乎渐渐与我融合，成为我"人"的一部分，也没特别去区分自己是在做咨询还是与亲人好友在一起，所以虽然好像专业是和生活分开的，但态度和哲学观会与生活融合。这也可能不是唯一的真理，仅仅分享出来供大家参考。

# 第四章

## 咨询师的成长阶段

**初接个案的焦虑和害怕**

不管我们学了多少理论,看了多少书,参加过多少工作坊,看过多少老师的录像访谈和现场访谈,在课堂里做过多少访谈的练习;当我们真正要去面对来访者、进行访谈、对他们负起咨询的责任时,往往要经过很不容易的历程。我们要如何理解他们;我们要如何与来访者共情,感受到他／她的情感、情绪;我们要如何从来访者的表达和对问题的陈述里设计出有意义的问话,让他／她有机会思考新的可能性和希望;我们要如何在来访者大量复杂的困难和对解决这些困难的无力感里稳住自己,平静地陪伴他／她面对人生的风景和难关;我们要如何面对一些自己从未经历的人生议题;我们又要如何从学过的理论、心理学知识、课程上的实务练习和从不同老师的录像访谈／现场访谈的种种中，去找到可以帮助我们和个案工作的蛛丝马迹。这一切对初接个案的咨询师来说，往往是一个很不容易的过程，也是一个充满焦虑和惶恐的过程。

许多来自不同国家初接个案的咨询师曾这么跟我分享他们的接案经验：

"我觉得好乱，不知该如何帮助来访者。"

"我觉得无力，来访者的问题好严重，我自己都走不出来，我又如何陪伴来访者？"

"我一直很紧张，都不知自己做了什么，说了什么？"

"我告诉来访者该怎么做，但来访者不接纳我的意见，让我觉得很挫败。"

"在咨询里，我试着去找曾学过的技术，但找不到，有种'兵荒马乱'的感觉。"

"我听了来访者的故事，但不知如何问话。"

"来访者的故事让我想到我自己面对的困难，我变得很不专心，没法好好聆听来访者的故事，真麻烦！"

"我好希望时间赶快过去，咨询赶快过去，我的手心都在冒汗。"

我也来说说我初期做家庭与婚姻治疗实习的经验与挑战。虽

## 第四章 咨询师的成长阶段

然在实习前我所有的课都修完了,也看过不少家庭访谈,但临到自己上战场时才发现没那么简单,而且有种所学不够用的感觉。例如对离婚的家庭,要如何与来访的父母讨论他们对子女照顾的安排、处理是隐藏在他们与前任夫妻的一些情结及情绪里的。博士班有一学期有关离婚主题的课,我在那一整个学期里其实学到很多,但当去和离婚的夫妻谈话时,就发现真的很难。记得我那时迫切地想再多看一些相关的书,不断和督导老师讨论家庭咨询工作里发生了什么、我该怎么办、该如何理解他们的关系、如何问话、该设计什么家庭作业给来访家庭做等等。那个年代我在自己的家庭、家族和朋友的家庭里很少遇到离婚这样的情况,在我成长的脉络里,离婚也是陌生的。所以和这些家庭工作,我心中很惶恐,内心一点都不平静;常常觉得脑袋空空的,不知怎么做;而且有时觉得自己是不是乱做一通,所学的理论与技术也都不知道跑到哪去了,很难用上,也就是理论和实务的距离相差很远,连不在一起;常常觉得早期时自己是硬着头皮和美国家庭做咨询,效果不是很好,好些家庭和我见几次也就不来了,我想是因为我没帮上什么忙。我那时主要在医院实习,有许多来访者其实不是那么喜欢让实习生来和他们工作,因为实习生的经验不足,咨询做得也生涩,更直白地说,是实习生在拿个案做实验品(虽然每个星期的督导是少不了的)。但那是一个咨询师成长必经的过程,就是会带着生涩的经验和技术去实习,当不同的个案有机会在不同的机构里被有组织地安排给实习咨询师演练时,实习咨询师才能有积累、有进步。现在回想起来，一方面感谢我实习期的所接的来访者，另一方面也有些过意不去，因为初期学家庭治疗的我还真的挺乱、挺慌的，不是很清楚如何做家庭咨询，和家庭合作。

初期咨询接案的焦虑和惶恐是免不了的，而且是许许多多资深咨询师都可能会经历的过程，因此如果用叙事治疗的语言来说，焦虑也是宝贵的，惶恐害怕也是难得的，也让我想设计一些叙事治疗的问话来陪伴这些焦虑、惶恐和害怕。或让焦虑惶恐和害怕的故事可以流动，而不是停留在某处没有被看到。我用焦虑来设计叙事的问话，但同样的问话也可试用在惶恐和害怕或其他初期做咨询的心情上。例如：

- 要不要多说说那个焦虑是什么？
- 焦虑会如何影响你做咨询？
- 焦虑会让你如何看待自己是咨询师这件事情？
- 在焦虑中做咨询的自己挺辛苦的地方是什么？
- 你是如何在焦虑中仍能去关心你的来访者？
- 你希望如何去陪伴自己初期做咨询的焦虑？
- 焦虑如果会说话，它最想告诉你这个主人的话语是什么？
- 焦虑希望它的主人如何看到它，如何关照它？
- 当焦虑被好好理解、好好看到和陪伴时，焦虑可能会变成什么？

## 第四章 咨询师的成长阶段

- 当焦虑可以被好好陪伴时，对咨询师主人的影响又会是什么？
- 通过上面一系列的问话，你现在对焦虑的看法和感想是什么？
- 有没有什么话想对焦虑说，来表达你对焦虑的心意，甚至表达你对它的珍惜和感谢？

以前在美国医院机构工作时，我们总会针对研究所的实习生设置支持团体，每个星期进行一次 1～1.5 小时的团体咨询，由资深心理师（或社工、咨询师）带领。设置的原因主要是给新手的焦虑、害怕提供支持，另外也会有个案的个别督导和团体督导。在这种支持团体里，他们会发现原来绝大部分的新手都会焦虑、惶恐、害怕、紧张，这些状况都是很正常的，不代表他们是糟糕的。而且在聆听彼此的状况时，也可以互相支持。记得有一年我在机构里做主管，我们研讨如何建立一个实习生支持团体，有工作伙伴反映那年人力吃紧，可能无法组建实习生支持团体；但别的工作伙伴坚持说不论有多困难，一定要有实习生支持团体，否则实习生这一年的实习会很痛苦，团队辛苦一些也是应该的。我们就一来一回地这么讨论着，结论是我们仍然会进行实习生支持团体计划，实习生在付出自己的专业工作帮助来访者，我们团队也应回馈实习生。由此可以看出，大家对支持新手实习生的重视与认可。

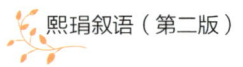

## 到底要做多少个案才够

在美国的专业学习里，至少要做到500～700小时的个案，咨询师才会有足够的经验累积来辨识个案的状况并理解什么地方需要做改变，但这时仍没有能力为个案带来改变。要做到1000～1500小时，咨询师才不只能概念化个案（将个案的状况用理论来陈述和剖析），而且还较清晰不同类型的个案要如何处理才会带来帮助。但一旦有不熟悉的个案类型出现时，咨询师仍会不确定如何做，会没信心。通常要5～7年的持续大量做个案，一年做1000小时的个案时间，逐年累积，做到5000～7000小时，咨询师才较有可能接触过各式各样的个案议题，而且每种类型都接触过一定的次数。

> 因此不论咨询师理论学了多少，但没有大量做个案的话（有督导的定期支持，学习会更有效率）是不太容易成为一个称职的咨询师的。

## 第四章　咨询师的成长阶段

我总告诉我的学生,如果他们想成为一个不错的咨询师,就一定要持续不间断地做个案,这是没有捷径的,只能下工夫,勇敢去面对自己的困难和限制,在惶恐里去想办法面对来访者、陪伴他们,不这么坚持做下去,就算学再多理论,参加再多的工作坊,效果还是不会明显。曾经有一位学生告诉我,她学了很多年家庭治疗,还是做不好。当她听到至少要500～700小时的个案时数,咨询师才会对个案家庭有适度的理解时,她笑了起来。她说难怪她做家庭咨询做得不好,因为几年下来,她只见过十几个家庭,离500小时还差很远,她得回去更加努力。

在祖国大陆有很多喜欢学咨询的学员所遇到的状况是,一方面个案可能不好找,另一方面可能没有督导的指导会害怕去做咨询。这是个非常具有挑战的现象和状况,可能需要大家集思广益去面对这种困境。"学咨询"和"做咨询"是很不同的,基本上只有不断做咨询才能在咨询上累积"真枪实弹"的经验,别无他途。就算考了二级或三级的咨询师执照,做一二百小时的个案仍是不够的。我的理解是,虽然2017年国家已取消证书考试,但在未来祖国大陆咨询师的培训上,从专业实操来看,稳定持续做个案外加接受督导仍是不可不备的要求。同时,也会对实际在做的个案有更多结构性的设计和要求,我想这个趋势是必需的,也是重要的。

我在后面的章节里也会提到如何通过同辈督导来陪伴咨询师的个案工作,毕竟督导也需要时间培养。在此时如果咨询师可以在有限的督导资源里去构建同辈督导，对咨询师实务技能的反思和整合应该是很有帮助的。

我是在一个非常严格的学术环境下训练出来的咨询师和家庭婚姻治疗师，严谨扎实的个案实践工作和定期的督导，奠定了我在后来面对各式各样个案和系统工作的深厚基础，所以一点也马虎不得。在毕业后，我不只接了一连串不同类型、高难度的个案工作，也持续不断地练习督导的工作技巧，接受督导专业训练，并于1997年被正式认证为美国国家婚姻与家庭治疗协会的高级督导。我所督导的对象主要是硕士或博士相关科系在职或毕业的心理师、社工、家庭与婚姻治疗师、精神科医生等。在这样的背景下，我有机会通过"华夏心理"（在2018年9月底结束在祖国大陆的"心理咨询师专业培训"，感谢华夏心理在2006年的邀请，展开了我和各地的缘分与联结）到祖国大陆做相关培训，也去认识和了解祖国大陆的脉络和情境。

我是一个专业出身的咨询师，也在美国家庭与婚姻治疗研究所任教过许多年，照理说祖国大陆的培训似乎该以学术单位为主，但我没这么做。这背后的脉络到底是什么？我想我内心愿意去和不同环境合作，希望有变化，而不固着在一个既有的模式里。诚如我前面所说，咨询是一个非常专业的东西，一点都马虎不得，咨询师的成长是一个按部就班的历程，尤其是扎实的实际个案工作和被督导的过程更是不能疏忽。但由于祖国大陆近几年的变化非常大，人们在快速的变化里需要调适的东西越来越多，

## 第四章　咨询师的成长阶段

心理学变成生活的必需品。没有心理学的支持，生活的挑战变得巨大无比。既有的专业咨询资源似乎不足以面对社会的大量需求，因此咨询师培训公司就如雨后春笋般地发展起来。我似乎是在这个社会背景下进入祖国大陆的，也希望我的专业背景对祖国大陆有所帮助，当然如何把关是我们大家都需要思考的东西。生活是一种学习，工作又何尝不是另一种学习。我想在未来，除了会继续支持社会上不同人对咨询学习的需要，也会同时和更多的学术单位合作，不放弃我在学术领域里的资源和可以做的贡献。

也许前两段看起来和到底需要做多少个案没有太直接的关系，但我主要是想和读者分享做个案背后的专业设置、脉络和期待，通过书写这些，引发出我的一些理念。不谈学习咨询的单位对你做咨询个案数量的期待，如果你想做好咨询，最重要的是你对自己做个案数量的期待，尤其看了我前面对个案时间的剖析后，我设计了一些问话来让大家思考这个问题：

- 看了"到底要做多少个案才够"这个章节，你的感想是什么？
- 这个章节所提到的和你过去对个案操作的期待不同之处是什么？相似之处又是什么？
- 你目前可以找到个案去会谈的机制是什么？
- 找来访者会谈对你会有困难吗？如果有困难，那个困难重点是什么？
- 困难的地方可以怎么克服？

- 通过这个章节的分享,你现在觉得你可能需要做多少个案才能较有信心帮助到来访者?
- 你会希望自己可以做怎样的努力来达到内心期待的个案小时数?
- 你会如何鼓励和感谢自己愿意把个案小时数视为一个远景目标来努力?

## 新手如何开始咨询

咨询基本上是一种对话的训练,不是把自己原来生活中主观的想法灌输给来访者,而是试着去理解他们生活中的脉络和需要厘清、整理和被帮助的地方。不同咨询理论理解个案的视角也不同,但放下自己主观的意识,通过所学的理论的视角去理解、剖析、诠释个案的议题,这是很多咨询师需要磨炼自己的地方。

有些个案议题是高难度的,需要较有经验的咨询师来处理。过去在美国研究所临床中心带领研究生实习,或在社区机构督导研究所实习生,或在医院督导研究所实习生,对于如何分发个案给这些新手,我总需要多加考量。我需要去思考如何丰富学生的实习经验,但又在他们可以接受的挑战的范围之内,还和他们过去的生活经验有所联结。因此,往往在派发个案之前,我们都需先和每个研究实习生对话,看看他们的兴趣,了解他们想挑战、

## 第四章 咨询师的成长阶段

学习的地方,也看看他们较熟悉的个案类型和曾累积的重要经验。有了这些了解后,通常我们派发个案给新手学生的原则是先不发太高难度的个案,一开始先派发较容易处理的个案;也会派发学生想去学习挑战的有难度的个案;然后随着时间的发展,会渐渐派发一些较难、较复杂的个案(当然定期的个别督导和团体督导是必须有的,通常是每星期都各有1次1小时的个体和团体督导),让学生有磨炼的机会。当然有时因为现实个案数量的关系,也没法这么理想去派发个案,新手学生可能一开始就需要接困难的个案,但这也是一个重要的磨炼。写这些主要是让大家了解给新手分派个案背后的思路。我也理解也许对有些人来说在祖国大陆上级分派个案的机制是不存在的,个案来源于不同渠道,咨询师可能也不一定有机会循序渐进地做不同难度的个案,而是可能一开始就遇到不易处理的个案工作。但我想对新手咨询师而言,如何开始和不同个案工作是非常值得思考的。我也设计了一些问话陪伴新手咨询师来思考在新手阶段怎么接个案。

- 作为新手,你觉得什么样的个案是自己可以去陪伴的?为什么?
- 什么样的个案会是你较熟悉的?
- 什么样的个案是你陌生的?
- 作为新手,你想面对的个案挑战会是什么?
- 作为新手,你的资源是什么?当遇到困难时你可以用这些资源支持你。
- 作为新手，如果个案的难度超出你能做的范围，有没有别的你可以信任的咨询师可以转介？

作为新手咨询师，接个案是一个很有挑战性的过程，因为咨询本身相当复杂，需要的技巧和理念极多。新手咨询师经验不足，理论与实践尚未整合，面对各式各样的细节要求却无法立即回应，由此带来的挫败感可想而知。其实作为新手，特别需要有勇气去试，也特别的辛苦和不容易。但有了勇敢的开始，才能有未来的累积和成长进步。

固然新手能从个案谈话里训练自己做咨询的能力，但还可以做一件事，那就是去找非临床个案（Non-clinical cases），也就是和普罗大众练习谈话。一般咨询是针对无法解决自己问题的对象的，即我们所谓的临床个案（Clinical cases）。但若新手可以试着去邀请一些不熟识（避免双重关系）、但没什么大问题需要解决的人去练习，会为将来面对临床个案累积一些对话经验。在这种谈话练习里，新手去训练自己的倾听力、专注力、理解力、响应力（先不用处理）、好奇力。这是一些咨询必备的基本能力，是我们在一般生活中不见得会锻炼到的能力。新手咨询师需要对非临床个案做一般的对话和访谈来锻炼自己的基本功，一旦新手咨询师面对临床实务个案时，这些基本功就是一种实力的呈现，会帮助新手和个案联结，也会让来访者更为踏实放心，因为双方的对

## 第四章 咨询师的成长阶段

话更细致更讲究。怎么做非临床个案的谈话呢？前面提到我的指导教授请我多去访谈一些非临床家庭，为之后和临床家庭做咨询做准备。这是一种人类学形式的访谈（Ethnographic Interview），它把受访者当老师，咨询师不再是咨询师，而变成一个向老师学习的学生。把握住这个核心精神去做访谈（而非做咨询），就是非常有帮助的谈话训练过程。问题的设计可以很多样，大家可以自己设计，不必受限于我的问题，下面一些例子，可供大家参考：

- 很感谢你愿意和我谈话，让我有机会更多的琢磨和学习如何进行访谈。你来选你想谈的主题，我就试着去和你谈话（带着愿意聆听、愿意专注、愿意理解、愿意响应的态度及好奇的心与受访者同在。放下自己原有的主观想法，试着用受访者的思维去理解受访者）。
- 你刚刚提到××，要不要再多说些（不介入的访谈，只想多理解）？
- 你刚刚说了……我的理解不知对不对（一种确认，但不分析的回应）？
- 有没有什么还没说到，想补充一下（一种自然的邀约，也不分析）。
- （最后）对于今天的谈话你的感想是什么（总结的回应，也没有什么介入）？

我想在这个有关新手的段落结束之前,分享一些我的亲身经验。多年前还是新手时,我也很挣扎,不知该如何帮助我的美国来访者。理论和技术的学习在个案工作上不起作用,我内心有很多焦虑,不知道自己在做什么。但我想在我的心里有一些不会妥协而会坚持去执行的东西,那就是尊重来访者,带着诚恳的心去陪伴他们。我如果不知道该怎么帮助他们,我会开诚布公地告诉他们我不知道如何做,一方面是问问他们的想法,另一方面也会让他们知道我会和督导讨论,以便给予他们更大的帮助(一开始接案我就会告知个案我有督导,每周都会和督导讨论,但督导和我都会严守专业伦理守则,不会随便去对外人说个案的故事)。当然一开始我也不敢告诉来访者我被卡住了,怕他们对我失去信心,但在多次学习里,我发现和他们分享咨询师的困境,也能创造另一个对话空间,没有想象中那么恐怖(诚恳地分享)。另外作为新手,我的坚持是再难也不要放弃,要愿意继续陪伴来访者,愿意继续想办法。就算遇到困难,也要去想办法找到解决的可能性和希望,我愿意在挑战中不断陪着来访者探险、想办法,我就是这么走过来的。

# 第四章 咨询师的成长阶段

## 如何通过个案磨炼自己

如果没有当咨询师,我们的生活经验大概只限于自己、家庭和一些朋友的经历,我指的是互动的经验。当然看小说、看电影、看戏剧也可增加见识,但那是作为读者和观众的经验,与做咨询师深入个案的议题与之互动是很不同的。当我们开始做咨询师,会接触各式各样的人,包括不同性别、不同语言或方言、不同教育背景、不同地域、不同国家、不同社会地位、不同种族、不同性别倾向、不同健康状态的个体;也会接触到面对各式各样议题的个案,例如厌学、学习困难、亲子问题、夫妻关系、外遇、家庭暴力、酗酒、吸毒、婆媳问题、家庭问题、精神科议题、贫困、犯罪、创伤,以及和不同系统合作的挑战等。咨询师在自身的生活里可能不一定会遇到那么多各式各样背景的人,大概也不一定会遇到这么多元的人生议题。所以通过做咨询,咨询师也在扩大自己生命的视野,有了很多自己生活中无法体会的经验。每一次相遇都是一个新的体悟和学习,真的要在内心中感谢每一个和我们谈话的来访者,因为他们,我们生命的触角一直在不断地延伸。

在做咨询的多年旅程里,有许许多多案例是我在生活里没有接触过的。例如在医院里,我曾经与一位长期抑郁的妻子和有躁郁症的先生做夫妻治疗,看到他们要各自面对自己的困难,另外

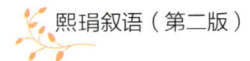

还要面对症状带来的对夫妻关系的挑战及教养儿子的问题。每一段对话都不是理所当然的,每一次对话都要花费很多的心思和努力,才能一窥背后的善意和可以努力的目标,这实在是一个不容易的过程,但也让我对与有许多病态症状的关系进行协调有了更多的心得与体会。另外一个让我印象深刻的来访者,是一位年轻时酗酒吸毒,但后来戒毒的妇女,她总是带着她的宝宝来见我。她有精神科病史,身体总是起着发痒的疹子,也没有方法可以治疗,但她为了宝宝很坚强地活着。她的宝宝受以前她服用毒品的影响,是"被药物感染的宝宝(Drug Baby)",也有一些症状,被儿科医生照顾着。从这个案例中,我体验到毒品对人身心的巨大影响,甚至牵连到无辜的宝宝,但也看到这位妇女的母爱——再艰难仍要好好把孩子养大的决心。

　　一些孩子曾住过寄养家庭,后来又回到自己的原生家庭,我也做过这类家庭的个案。寄养往往是由于父母出状况,例如父母的疏忽、暴力、酗酒、嗑药或本身有重度精神问题而无法抚养孩子,所以社会介入由国家接管,指派寄养家庭照顾这些孩子一段时间,等父母状况较稳定,再归还给亲生父母。如何去理解孩子内在的心声,如何陪着父母和孩子解开心结,还要支持父母本身需要面对的个人问题和关系问题,真的很复杂很不容易。借此,我也开始认识到孩子住家里也不是理所当然的,父母能承担起父母的责任、让孩子安全地住家里也不是理所当然的,这里面有好多的问题要磨合和注意。

## 第四章 咨询师的成长阶段

如前所述,我也曾为一些离婚夫妻做咨询,讨论孩子照顾议题,但他们仍挟带着原来做夫妻时的情结看待对孩子的照顾。本来是要谈孩子的,但说着说着往往会吵起来。我要如何在旁边与他们同在,让他们将昔日未说的话表达出来,再让他们回到父母角色进行对话,这是很不容易的。原本离婚后他们是不需再坐在一起的,但因为他们是孩子的父母,为了孩子,他们愿意坐在一起去协调,让孩子能渐入正常生活,减少不必要的适应过程。这些咨询过程既不容易又很重要,我也了解到了很多在生活里没有体验到的事情。

还有很多其他例子,但限于篇幅,我就先分享到这里。我还想说的是,每个个案都磨炼了我,让我体验到原本生活里没有的经验,也考验我要如何在不同的议题里支持来访者走向他们想去的方向,每一个个案都在让我长大,这实在是一个很特别的经验和生命历程。

当然,当咨询师在不同议题的个案中磨炼多了之后,也会更不容易紧张害怕,更坦然地去面对有类似议题的个案,甚至面对新议题的个案。

不同的理念会帮助我们思考该如何陪伴不同议题的来访者,每个咨询师都要去探索自己喜欢欣赏的理论是什么,然后在此理论上精进,去看实务工作如何与选择的理论整合,从而更好地帮到来访者,也让咨询师能发挥自身的特质和重视的信念,在第五章里我会有更多的描述。

这么多年的实务咨询，不论是在咨询室中，或在工作坊中，我特别喜欢带着叙事和后现代的思维和人们对话。因为这些理念可以带来尊重、找到有力量的对话空间，来访者和家庭系统可以不断看到他们以前没看到的希望、可能性和行动力。这些咨询过程让我觉得，以这种方式在一起时，生命没有被浪费，反而被启迪，所以我会带着这些理念去陪伴来到我面前以及和我学咨询的人。当然这是我珍视的信念，每个人重视的理念也会有所不同。我想问的是：

"你重视的信念是什么？会让你愿意一生一世都去实践的又是什么？"

第五章我将对咨询师如何面对不同议题的个案有更多理念和方法上的论述，对本章节加以补充。

# 第四章 咨询师的成长阶段

## 如何通过经历磨炼自己

在"咨询师的成长阶段"这一章，我觉得咨询师如何面对自己的生命也是很重要的一环，而不只是从个案那里接受磨炼。我在后面"咨询师面对自我的议题"的章节中会有更多的论述。当咨询师在陪伴来访者面对自我，也从个案的工作中磨炼自己时，可以借此不断检视自己遇到了什么、如何去面对，去从自己的经历中反思，来整理自己的思路，面对自己的内心。这样一来，咨询的历程就会更圆满。我们不只要陪伴来访者修身，也要陪伴自己修身啊！

## 第五章

## 咨询师的技术与哲学观——整合与发展

**根本的技术与哲学观**

学咨询、做咨询是一个很奇妙的过程。人们刚开始上课、看书时,很迫切地想学技术,并希望能马上用到咨询过程中。但随着咨询理念和技术的累积,以及实操中的运作,越来越多的咨询师会逐步地去问自己:

"我到底在做什么?"

"我最想达到的目的是什么?"

"我的态度是什么?"

"我做咨询的意义在哪里?"

"我想成为怎样的咨询师?"

> "当我老年时回顾自己年轻时做的咨询,如何才会令自己满意而没有遗憾?"

这些问话不再只是教科书上的文字,而是咨询师必须扪心自问的问题,必须超越平日师长所教,在做了不同个案工作之后,回过头来检视自己在咨询过程中相信的是什么,坚持的是什么,努力的是什么,卡住的又是什么。灵活地去整理自己在咨询中没有表达出来的态度、精神、信念,这种整理会是非常有趣、丰富的过程。在第八章的其中一个主题:"自我督导:录音、录像、逐字稿"会再多谈一些。重点是理解到底如何把信念、精神、态度落实到自己的咨询对话中,这也是需要时间与磨炼的。在我多年做督导的过程中(以叙事治疗和后现代的思维为基础,不同的督导用的理论与思路可能不同,但咨询师的实践与其内在信念理论协调一致仍是不同学派理论努力的目标)。许多的咨询师向我倾诉,觉得在做咨询时似乎与自己原本的期待有落差——做的咨询不能真正反映咨询师内在的渴望。例如虽然愿意相信个案中的父亲是有力量照顾自己孩子的,但在实际咨询过程中免不了不满意父亲的角色、表达与付出,仍想多多改变这位父亲。可是要父亲改变和咨询师原本对父亲力量的相信是不吻合的,类似这样的不一致也让许多咨询师感到矛盾与纠结。他们实际的咨询对话和内在的信念是冲突的。因此督导必须陪伴咨询师去看到父亲的力量在哪里,邀请咨询师从父亲的点点滴滴里探访隐藏的努力、付出

## 第五章 咨询师的技术与哲学观——整合与发展

与力量,当父亲的力量被看到时,就印证了咨询师内在相信父亲是有力量的。咨询师内在的信念在父亲的故事被证实后才能落实下来,咨询师的信念、精神、态度必须要有父亲的联结才能存活下来,否则这些只是空中楼阁,无法与个案的故事相整合。

当咨询师能持续不断通过个案工作的实践、落实与反思厘清与联结内在对个案的信念、思维、精神、态度时,他做咨询的思维和哲学观念就可以有所整合,总结出自己的核心想法和体悟,这时咨询就进入另一个境界了。这是做咨询的一种精神财富,也是咨询师应该努力的方向。

> 所以,咨询师陪伴自己去整理属于自己的哲学观,也是一件非常值得去努力的事情。这种整理不会在一开始学咨询就能达到,它需要日积月累的磨炼、冲击、激荡才能开花结果。当然,咨询师自己的哲学观势必也融合了学习多年的理论。

虽然我受叙事治疗、后现代咨询的影响较多,但在这个章节、甚至在整本书,我更想强调的是咨询师的成长历程。因此,咨询师需要去学习不同学派的咨询理论,并整合自己的心得、个案操作,去整理出属于自身的哲学观与信念,并赋予咨询师本人

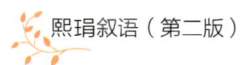

的特质与特色。

写到这里,我也想分享自己作为咨询师一路的学习、成长和哲学观之间的关系。必须诚实地说,一开始在学习不同咨询理论时,单就哲学观这个主题来看,那时我一方面很兴奋可以学这么多哲学观,另一方面内心是混乱的。这么多的哲学观,我要相信哪一个,我又要运用哪一个,心里没个准,教授也不会告诉我们要选哪个,教授们只负责拼命教,做学生的就拼命学。做咨询初期,主要都在练习技术,说不上带着什么哲学观工作,只有一些自己还可以理解的尊重、倾听,并且非常重视技术的运用。头几年学习如何做咨询,似乎主要是与技术实践有密切的关系。每次咨询会谈前的准备、会谈中的焦点、会谈后的检讨反思,似乎反复想的都是我得用哪个技术,不同的技术用在不同人身上或不同时段似乎也会有不同的效应。我学了不同的学派,所以技术也来自各大学派,现在想想有种"大杂烩"的感觉。我什么技术都会一点,但也什么都不专精,反正就是拼命做个案,也顾不了这么多。我也会请督导帮忙剖析、解决我的困难,也常看不同英文课本里的专家是如何处理不同议题的,特别是我没处理过的、不熟悉的议题。过去在学习的历程里,我买了不少针对不同主题如何咨询的英文书,尤其督导不可能和我讨论到每个个案,因此在当时这些书某种程度上似乎救了我。我也会去图书馆借,但当时我觉得买比借更方便,美国书挺贵的,因此我当时在书籍方面的投资很大。

## 第五章 咨询师的技术与哲学观——整合与发展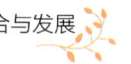

就这么一路拼命在找技术、学技术的过程中去学咨询、做咨询。在做了一二千个小时、接触了各式各样的个案、探索了不同技术如何运用在不同议题上,尤其开始为有许多高风险危机的贫困家庭做咨询后,我开始反思我的核心价值是什么。我是要一辈子学学这学学那,用大杂烩的思维来为咨询对象服务,还是面对自己,看看自己是谁。我对生命的理念是什么,我相信的是什么,我期待自己用什么理念和人们工作,我不希望自己带着什么思维来看待咨询个案。

个案本身其实就是我学习的最大收获。我生长于一个单纯的家庭和环境中,接触的人和事都很简单。个案拓展了我人生的视野,让我看到人生百态,发现生命是如此的复杂、丰富和充满挑战;也看到自己的渺小,纵使自己有高学历、专业与学位,也掌握不了所有事。我常常在想,如果我处在来访者那样的家庭,我会处理得比他们更好吗?我会活得比他们更好吗?在无数个案的挑战里,我看到我的不确定,也开始体悟到来访者的生命力与在困难混乱中的战斗力。我发现当时那些个案给我的东西比我运用的技术不知多多少倍,现在想想都觉得感激。

在从个案中得到的这些体悟里,我开始去思考,在那么多不同学派的学习里,哪些学派和我的实际经验有共鸣,可以支持我的想法和经验并运用到咨询工作中。这个时候叙事治疗和后现代流派引起了我的注意。叙事疗法属于后现代学派的一支,我欣赏叙事治疗对生命的相信;我喜欢它有创意的对话方式,让人们看

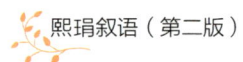

到更多以前在主流文化里看不到的宝贝;我热爱后现代学派对对话的反思——不理所当然,更令人兴奋的是在后现代的空间里,对话可以无限地建构与创造;我发现后现代学派可以给现代复杂生活以高度的创意。

其实每个学派都有其发展的脉络与独特之处,就像交朋友,每个人都有其特色,但是否能成为朋友还要看缘分,勉强不来。我当初对叙事疗法与后现代学派情有独钟,而且越来越投缘,越来越喜欢,成了一辈子的好友。我分享了个人的成长、倾向以及如何成为咨询师的心路,仅供大家参考,但这个分享并不是唯一的真理。大家还是要看看自己是谁,和什么理论共鸣,在什么样的理论中更能展现和呈现自己。

我的先生和我相处了许多年,对我有许多了解,他总是告诉我,我是一个非常乐观的人。他说同样的一件事,他看到的和我看到的总是很不同。他还说虽然我表面看起来柔软,但其实内心非常刚强,在生命里有韧力、有勇敢的精神。我想他也见证了生命里这些对我无比重要的特质。带着我相信的东西,也是我这个人的"存在"(Being),对于我想如何帮助来访者有极其深远的影响。我希望能坚定地、坚持地、不放弃地陪伴他们人生中面临的许许多多挑战。就算再困难,我也不能放弃希望,必须有责任感地陪伴他们,让他们在人生中看到自己的珍贵、自己挣扎中的生命力、自己存在的意义和生命中处处可见的可能性。

此外,我也是一个喜欢不受限制地去创造、去玩耍的人。

## 第五章 咨询师的技术与哲学观——整合与发展

> 人生要面对不同的困难很不容易，当我们面对困难，试着去想办法、去创造，甚至去玩耍时，困难似乎也会有新的转机，人生也会过得不同。

在学习不同咨询理念的过程里，我发现有些理念会限制我的思维，也发现有些理念会限制我如何看待来访者的思维，甚至会让我觉得受到束缚、不自在。甚且会让我有无助、无力感，不知如何支持来访者，也就失去了对我而言非常重要的创意，会让我整个人陷入耗竭的状态，对来访者的关怀也会减少，就别说陪伴支持他们了。

我也是一个不太习惯用公式化的眼光去看人生的人，总觉得在不同情境下的人的发展都是独特的。对我而言，如果用公式化的眼光去看人，我会觉得不尊重对方，因为我看不见对方的独特性。公式化虽然也会有其便利之处，但不能成为我去贴近并理解人们的真理。如果我顺从公式，而没有机会让人们用自己的意志发声，我则成了压制人们宝贵声音的不正义的实践者，对我而言，公式化有层层封锁的含意。

无数的个案访谈也加深了我对上述的体会。即在个案工作里，一旦用固化思维我就做不下去，来访者也会离我远去。一旦

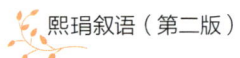

从固化中解放，试着去理解在那样的情境里来访者的发展与想法，我才走得下去，来访者也更能接纳自己，进而带来变化的力量和可能性。

这些体会都不是一下子就明了的，而是在咨询的过程里逐步发掘的。想坚持的理念是什么、无法接受的理念又是什么；逐步理解自己是谁、要的是什么。叙事疗法和后现代的思维似乎可以支持我成为想成为的咨询师。

叙事疗法和后现代的思维让我可以好好地尊重、珍惜个案的独特性，不用公式化的东西去衡量他们。这些思维允许我可以带着创意与来访者合作、对话、探索对其有意义与有可能的一切。它们也允许我在对话里去创造、玩耍，进而带着来访者去我们没去过的、甚至会让我们惊喜的地方。在叙事治疗与后现代的空间里，充分感受到自由和自在，我才能带着更强大的自己去支持来访者。

我总是和学生说，去寻找可以让你成为自己的学派来做咨询，别让理念束缚了你。在和自己有联结的学派里，咨询师更能发展、成长、贴近、创造自己，当然，也需要过程和时间来探索什么学派的理念适合自己，一点都急不得。

前面提到自由和自在，我想每个咨询师可能都会有不同的看法、见解和重视程度。也许有些咨询师觉得清晰的架构才能达到这个目标；有些咨询师则觉得有轮廓的架构便可以。对我来说，在这个阶段，咨询的架构可能不是重点，如何贴近他人、与人对

## 第五章　咨询师的技术与哲学观——整合与发展

话,甚至是有创意的对话,才是我珍惜的重点。更进一步地说,我喜欢带着"去公式化"的思维进行对话的创作,也许对话对我而言就是一个艺术工作。它没有很多的规矩,它是在当下去捕捉重要的表达和故事,进而在表达和故事中用贴近的、有创意(融合叙事、后现代精神)的问话邀请来访者表达他发生却未曾表达过的故事。一开始做咨询时我也学习了咨询架构的,那时也循着架构做咨询,但几年后我渐渐放下架构,试着去了解来访者想要我如何和他在一起,也许可以说是用他的架构去和他对话。

如果说完全没有架构,好像也不尽然。可能与其说带着架构去工作,不如说我更希望带着不同的视角去经历来访者的故事,和他们共同建构对其有意义的对话和故事。我希望这么来来回回的自我检讨不要混淆了大家的思考,我想分享我与架构的关系与演化,而这也是不断在变化的。但我只是分享自己的观点,不是唯一的真理,我更渴望的是通过我的分享,促使大家思考自己对架构的理解、看法,每个人应该会有不同的想法,和架构的关系也会持续演化。

在这个章节,我最想传达的是,在初期咨询师可能都会想多学些技术,但当技术有所累积时,咨询师或多或少都会开始在内心思考自己到底是谁,想要用怎么样的理念和来访者工作,渐渐清楚做咨询的哲学观——到底我们想如何看待咨询个案、想带着什么假设和来访者工作、对咨询的远景规划是什么、想成为什么样的咨询师、对对话和故事的看法是什么、对诊断的看法是什

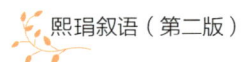

么……诸如此类的问题,用哲学性思维来思考,可能是大家做一段时间咨询后都会出现的状况,也是一个非常宝贵的经历。

在我多年做督导的过程里,如前所述,当咨询师的技术没法让内在哲学理念呈现时,往往就是咨询师被卡住的地方。当我和咨询师有机会在此时对其重视的理念做探索,当咨询师对自己的核心价值越来越清楚、与渴望去成为的自己联结时,被卡住的地方往往会松动,而且在理念清晰化后咨询师也能更好地思考探索用什么技术和来访者工作。因此作为一个督导师,我从无数的受督者身上学到,清晰化的哲学观理念会让咨询师更有自信,更清楚自己在做什么,就算一下子还找不到最有效的技术,但探索技术的过程就不再是混乱的了!

目前祖国大陆督导的资源还在建构中,大部分咨询师是没有督导陪伴的,这时,去贴近自己的哲学观的确不是一件容易的事情。我在之后"同辈督导"一章里会多说些同辈如何陪伴彼此去澄清咨询内在的价值、核心理念与哲学观。

**理论整合与特色发展**

现在学咨询的资源是丰富的,大家可以拼命地学、大量地学,让自己可以接触各大学派——基础心理学、不同类型心理学、基础咨询技巧、评估与诊断、不同议题的咨询、不同形态的

## 第五章 咨询师的技术与哲学观——整合与发展

咨询方式、不同个案族群的工作，一些计量统计等等。初期大量学习有它的必要，但所有咨询理论的学习，一定要有个案实践的搭配，理论才能活化起来。没有个案实践的经验，理论只能停留在认知层面，无法进入经验感知系统。将学的很多理论运用在个案访谈中也不是一个很简单的过程，也许我可以分享我在美国研究所受训的主要过程，供大家参考。

### 1. 研究所的大量修课：认知学习

咨询心理学硕士班的课程主要包括：基础心理学、诊断心理学、计量心理学、个别咨询学派介绍、团体咨询、社区心理学、药物心理学、家庭咨询、危机干预、压力心理学、实习课等（有些课程年代已久，有些不记得了）。家庭与婚姻治疗博士班的课程主要包括：家庭与儿童的发展、老年学、家庭治疗的基础、结构及策略家庭治疗、系统与互动家庭治疗、回馈循环式理论、家庭生命周期介绍、质性研究方法论、家庭评估和诊断、督导、实习课等，这些课程非常丰富多元。另外我也常常到外面参加国家年会、工作坊，学习当时盛行的学派与理念，以扩展视野和认知。记忆中，每一科通常都有好几本教科书和参考书要读。在念研究所的头几年里，我读了好多书，常查英文字典，因为太多英文单词是我以前见都没见过的。一开始与其说我是读咨询书，不如说我是在学英文并大量查单词。记得我修的第一门硕士班的课是基础心理学，由犹太裔的弗兰戈尼（Frangoni）教授教课。有一回她问我,阅读一篇大约二十几页的英文章节,我大约需花多少时间。我说因为有太多英文单词不认得,我得花很多时间查字典,所以每一个章节我都需花上七八个小时来阅读。老师吓一跳,因为我们有太多的章节要读,老师还特别找了一位同学苏珊(Susan)帮助我,因为我不只阅读有困难,上课的笔记更是抄得一塌糊涂,都不知道自己在抄什么。我听不懂老师的英文课,于是苏珊每次都把她的笔记影印给我看。我已经很久没机会去回顾这些很久以前的故事了,我觉得章节学习的每一步都很不容易,但非常感谢弗兰戈尼教授、苏珊,还有其他许多美国的同学和老师。有他们的帮助,我才能一步一步走下去。也感受到我年轻时的坚持,再苦也要继续,这都是因为自己真心很喜欢"咨询"这个专业,感谢年轻时的自己。

### 2. 报告:用不同理论分析个案

老师会要求我们用电影或小说来呈现不同理论分析个案的情形。我印象中,曾用例如结构、策略学派分析《凡夫俗子》(*Ordinary People*)这个电影故事。故事里的家庭由一夫一妻和两个青少年期的儿子组成。有一回两个儿子去划船,不小心遇到暴风雨,大儿子意外过世,小儿子活了下来,但母亲走不出失去大儿子的伤痛,渐渐与丈夫有了心理距离,母亲原本也比较喜欢大儿子,对小儿子有很多无法接受的地方,详细情节我就不多说了。电影很好看,我租了影像带回家看的。那时我在艾奥瓦州立

## 第五章 咨询师的技术与哲学观——整合与发展

大学读书,但要用理论对此进行分析,还要写如果我是咨询师我会如何处理、如何做咨询,那就难上加难了。我把电影来回看了好几遍,理论也来回复习好几遍,试着去用理论剖析这个家庭,但那时的我觉得这真是个很难的报告。教授要看我们的想法,看我们把理论吃透了没有,我就在挣扎里艰难地把那个报告写了出来。当时我没有经验,实在看不出门路,也写不出深刻的剖析,硬着头皮把报告交出去了。但这个报告让我学到很多,内心也挣扎很久。在念研究生的几年里还分析了一些小说和别的电影,在此不再多说。我想分享的是,用电影和小说配合理论分析是个非常好的练习,是一种知性的整合。此处以电影和小说的方式为媒介,在认知里整合理论与个案。我想也许祖国大陆也有一些学员在做这样的练习,如果没做过也没关系,我会邀请读者试着去找你喜欢的电影或小说,然后用你的想法以及所学习的咨询理论来剖析,我相信一定会有收获的。如果有同辈团体共同进行并加以讨论,那收获可能会更大。

### 3. 个案实操

不断而且大量做个案,试着将学习到的理论运用到个案的访谈,初期可能会艰难。访谈就访谈,还要把理论放入访谈,实在会是个捉襟见肘的过程,不知如何是好;又要全身心投入个案涉及的故事,又要意识到自己在做什么。但就是在这样点点滴滴的过程里,试着零碎地运用不同理论,学习的理论才能通过个案实

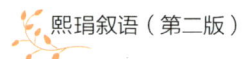

操不断整合，不断和你这个人——咨询师整合，咨询师才会觉得理论的整合不断在进行，个案做得少或没有做个案，咨询师个人的理论整合就不容易发生。

**4. 个案报告**

在博士班的不同课程和实习课（就是班级成员轮流提案被督导的课程）里，我们常被要求报告正在工作的个案情况。在报告里我们要介绍来访者的背景资料，包括家庭背景、人际关系、成长史、想要处理的问题；我们是如何咨询的；咨询背后根据的理论架构是什么；来访者的反应和进展如何；工作中的困难与经验、反思等。我们可以用书面数据、录音、录像带（都须先征求来访者同意才能录制）等方式来报告正在经手的个案。初期做这件事我非常紧张，因为不是很熟悉，不知该怎么做比较好。但后来在教授的提问、引导以及同学们的回应、提问之下，我明确了更多咨询的思维，更了解自己，也有更多的学习收获。也因为不断地报告，参与其他同学的报告讨论，不知不觉中，有更多的机会去激荡和磨合自己和理论的关系，因此个案报告的过程对于理论整合有很大的帮助。有时我们会针对具体的主题去报告个案，例如修离婚议题的课，最好提离婚的个案报告，然后试着把学习到的离婚理论通过离婚个案去整理、表达，这样一来，学生就有机会整合理论和实践，获得更多的学习收获。不断将知识融入到个案工作中，也让个案工作响应知识的可操作性，并补充知识需要

## 第五章 咨询师的技术与哲学观——整合与发展

被填补的地方。理论知识和个案实践的整合于是变成一个不断互相回馈的过程。

又如学习青少年和家庭关系的课程时,学生会被期待去提交相关主题的个案报告,要试着把课程中学到的青少年家庭理论融入到实际的青少年家庭个案中,二者之间的激荡是灵活的,理论可以指导个案工作的实务;个案的故事也可以推进理论的扩大与反思,二者的互相帮助对学生来讲是一个非常有趣的过程。因此通过研究生课程平台进行的个案报告,让我们在理论和个案工作整合上有了很大的迈进。

### 5. 个案督导

前面提到我在博士班里接受每星期实习课的督导,同学们轮流提个案,阐述自己如何做个案、和教授对话、和其他同学对话。通常教授们理论方面都很强,同学们也都正在修理论的课程,因此二者总是带着理论视角在看报告提案者的个案。当轮到我提报告时,我总是又紧张、又兴奋,因为这样的督导对话总是充满挑战和收获。在这些实习里我收获了许多在个案工作上灵活运用理论的方法。

现场个案督导是另一种形态,也是家庭治疗的传统。在我被单面镜后观看着的教授们督导时,因为不同的教授偏好的理论不同,我也在和不同的理论做整合。那个时候我尚无特别偏好的理论,用不同的理论看个案就会看到不同的东西,真是有趣极了

（毕业几年后我清楚了自己的偏好，因此也选择用我偏好的后现代思维督导学员，督导的选择对我也是阶段性的）。

有扎实理论基础的督导的陪伴，会让咨询师个案实践和理论整合的发展有更多更好的可能性。在祖国大陆目前这个阶段，要有督导的陪伴还是不容易的事，尤其个案实践和理论整合是咨询师成长过程中一个重要的阶段，我在同辈督导的章节里会多写些同辈间如何陪伴彼此、整合理论与个案的实务。

### 6. 自我督导

当个案同意你在咨询过程中录音、录像，记录打印成逐字稿（就是你和个案的逐字句对话的文字稿），或把简报里的文字拿来琢磨，你便可进行自我督导了。通过看文档、听录音、看录像，你可以探索在自己的工作里，有哪些理论在影响你，或有哪些想法、理念、假设在影响你与来访者的对话，或看待个案的视角。在陪伴自己、贴近自己的过程里，你也让自己有机会和理论互动、碰撞、联结和整合，这是一个特别扎实的方法，是一个非常可行的方式，也为自己创造了一个不断改善处理个案问题的修炼平台。在学生时代，虽然有不同的教授督导们在个案报告与现场咨询里督导我的工作，但不可能所有的个案都能被教授们督导，他们鼓励我们通过录音、录像、逐字稿等方法自我督导。我记得有无数次，我看着自己做咨询的录像，简直想找个地洞钻进去。怎么做成这个样子，来访者明明在说一些东西，我竟然没听

## 第五章 咨询师的技术与哲学观——整合与发展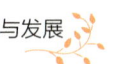

进去,回答了一些不相关的东西。我会很紧张地、摒住气息地看(甚至不太敢看)我的访谈录影带,因为看到的都是自己没做好的地方。但最后还是得硬着头皮去看,去面对自己到底是如何做咨询的。不管做得多糟,我看到了自己的变化和成长。因此我现在特别鼓励学生做自我督导,不用依靠别人就可带给自己许多的反思、学习与成长(听录音、看逐字稿的自我督导方式会在第八章里有更多的分享,此处不再赘述)。

### 7. 同辈团体督导

要选择谁做同辈督导呢?不同的考虑会带来不同的决定,我会在后面章节多说些。这里想说的是,同辈也是陪伴彼此整合理论的好伙伴。当一群有缘人愿意找到一些方法来帮助彼此在理论整合的路上用功努力,让彼此在咨询的路上有更多的发展与前进,那会是一件很幸福的事。至于如何互相督导、进行理论整合,也是需要思考探索的,我会在后面章节仔细详述。

前面和大家分享的都是如何进行理论整合这件事,也就是进行的过程。接下来我想分享一些故事和对理论整合带来特色发展的想法。

我的好些学生都长时间学过不同学派理论并进行实践,然后想办法找到属于自己的整合方式。例如,有个学生学过很多年的精神动力学,也非常喜欢该学派,后来遇到叙事疗法也非常喜欢,于是他便想办法在他的工作里去运用这两个学派。他理出的头绪是,若觉得精神动力可以帮助个案工作,他就用精神动力学——该学派也是他较早接触的。如果精神动力帮不了忙,他便会用叙事治疗来帮助来访者,后者通常都帮得上,这样一来,似乎他的咨询资源又增加了。我也有学生学习了许多年的心理剧和游戏治疗,再加上后来学习叙事疗法,也不断在整合,看看如何在三种学派里游走、玩耍和创造。我在督导此学生的过程里也陪着他去整合、探索,去寻找三者合作的可能性。我看到他整合的热情与愉悦,真替他开心。这几年家庭系统排列法也博得许多人的热爱,有不少人跟我分享他们把叙事治疗和家庭系统排列整合的故事。我对家庭系统排列不熟,但听到叙事治疗可以和家庭系统排列合作,也觉得特别好。我也听到对萨提亚疗法有多年研究的朋友将叙事治疗带入到萨提亚学派的工作中的事迹。还有学生将身体工作和叙事治疗整合,让身体得以发声、身体的故事可以流动,这点特别感人。有学生在学了叙事疗法理论时,同时学习情绪焦点疗法,可以为情绪的理解带来更多的投入与探索,也是个有趣的学习旅程。也有部分学生反映,他们在做完催眠疗法后,再把叙事访谈带入,效果挺好的,有趣而丰富。我也有一些学生用叙事学习的方式来做生命的对话,充满了创意。也听到学生将叙事治疗带入到生命教育,带给参与的医学大学生极大的启发与震撼,我内心也很感动。有学生专门把叙事治疗带入到儿童咨询和老人咨询工作中,这些都是非常珍贵的整合。

虽然我在分享人们如何用不同学派或主题与叙事治疗理论

## 第五章 咨询师的技术与哲学观——整合与发展

整合的故事,但整合不只限于叙事治疗,也可以有很多不同类型。读者不要被我的例子限制了,我举的例子只供参考,大家可以根据自己的兴趣和对自我的了解去做整合。整合可以是很有创意的,充满无限可能性。

我想到一些在美国的朋友整合的故事。一位原本害羞的社工朋友,担心他的害羞会影响工作时的表达,因此专门去了一趟英国学戏剧,通过扮演不同角色来练习表达能力。大概半年后,他觉得借助戏剧克服了他的害羞,便回到美国从事社会工作,做得非常顺利。有朋友专门在社区里组织彩排,让青少年表演话剧,孩子因为这样的活动减少了犯罪和吸毒的情况。这位朋友和他团队工作的背后是后现代的思维,特别用心、十分宝贵。有朋友的工作主要是让躺在床上的病人画画说故事,他的学习背景也是精神动力学,病人特别喜欢他的探访和细心陪伴。近来越来越多的西方咨询师把"禅""活在当下"这样的理念引入到咨询的过程当中,特别的清新、安稳。所以整合的路有无数条,大家可以不断创造,当然先决条件是要建立扎实的理论根基和不断的学习。

我又是如何整合理论,整合我自己的呢?诚如前面所说,我在探索什么适合我,什么允许我发挥自己而非受限制。在训练、个案工作和被督导的过程里,我渐渐发现叙事疗法和后现代思维更适合我,于是就专心学习,不再过多参加其他学派的训练。因为我需要专心深入,不能把自己的专注力分得太散。走入叙事疗

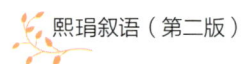

法和后现代咨询后,我选择的督导陪伴我把实务工作背后的价值信念透明化,我越来越清楚自己的想法和个案工作背后的意图,也就更能思考该如何工作。因此在督导的陪伴下,我的个案工作、理念和我自身不断在对话里整合、透明化,这个整合的过程对我而言似乎也是个大变动。许多原本不明了的思维都在与督导的对话中被带到思考层面,和思维整合。我想与其说是理论之间的整合,不如说是理论与人的整合。我知道我是带着什么理论在工作、带着什么价值在工作,而非不清不楚地在做咨询,或受自己的一些重要信念影响而不自觉。在后现代咨询督导思想里非常重视咨询师工作的意图,其实意图的对话就是一个陪伴咨询师整合理论的过程,其意义极其深远。写到此,对"意图"的督导对话更有一份尊敬的感觉,也庆幸我在做督导时也一直努力陪伴人们去看他们的意图和背后的信念,这就是一趟整合的旅行呀!

整合后就更清楚了,清楚后就可以去发挥和创造了。我是一个学习任何知识都扎扎实实的人,从小就是如此。坏处可能是过程较慢,会让周围的人着急。但我自己不是很着急,扎扎实实学,根基厚实后,可以做的事特别多、特别丰富。叙事治疗和后现代学派与我这个人的内在特别有共鸣,因此我在运用时特别的开心和感动,也能在这个过程中成为我自己、发展我自己。其实我虽然已做了某种程度的整合,但仍不断在整合过程中。现在我整合的方向是将看待生命的思维和学术训练相整合,前者提供给我的生命视野是之前在学术训练里较缺乏的。我想当我做更多的

## 第五章 咨询师的技术与哲学观——整合与发展

努力和整合时,就能更立体地看待生命,那会是不同的整合,也是我努力的方向和对自己的期待。

在我整合思想的过程里,发现多媒体对人们贴近自己、理解自己很有帮助。因此我也会根据情况邀请来访者用画画、玩偶、跳舞、瑜伽、书写、录音、录像、拍照、冥想、点蜡烛、插花、听音乐、接近自然等方式来体验自己和他人的关系,这会特别的丰富好玩。近来我在探索如何和中国文字互动和交流,在我们的文化里引入玩耍和工作的融合点。我很期待,等时机较成熟时,我会和大家做更多的分享。

> 不知大家看到这里,对整合自己、整合理论、发展自己特色理论的看法是什么?整合本身是没有标准答案的,每个人的情况可能都不一样,我的分享只是一个例子,供大家参考。更重要的问题是,"在咨询的路上你想如何整合自己、整合理论,发展属于你这个人的独有特点?"整合是细致的,不容易的,但又是必需的,特别是当我们想在咨询的路上有不断的发展和变化时。

## 第六章

## 咨询师面对的根本议题

### 咨询师面对自我的议题

在学了很多理论和技巧后,终究要回来看看我们可以如何帮助自己面对生活里的困难和挑战。这也是一个需要花上一段时间适应的过程。美国专门研究家庭韧性的家庭治疗专业的教授弗罗马·沃尔什(Froma Walsh)强调,咨询师一定要勇敢地去面对自己生活中的议题。她认为咨询师如果只做个案,学技巧,没机会去面对自己生命的议题,那么那些未面对的东西一定会干扰他们的咨询工作,而且还是以他们毫无觉察的方式。

因此,作为咨询师,当我们自己遇到困难时该如何面对?如果跟上司起冲突怎么办?如果跟伴侣有关系上的困境要怎么处理?和孩子产生亲子矛盾如何解决?和自己的父母有童年的创痛或现在的冲突，又该如何是好？生活里总会有一些困难、挑战和不易解决的地方，也不是说所有的问题都要处理得顺顺利利之后才可以去做咨询。但勇敢地去面对会干扰我们内在平静的问题，是沃尔什鼓励咨询师们千万不能放弃的东西。

每次勇敢的面对可能都会带给我们更多的理解、澄清和安心。有很多的方法去面对，坊间也有老师在教授我们如何面对生活中的不同困难，也有很多书籍资料可用。每个人都要探索如何去面对，尽可能找到资源去陪伴自己面对不同的困难。

面对自我困境的过程就是一种学习，也是让自己开拓更多的资源来面对原本让自己困惑的议题的方式。在多年的教学和督导里，我见到许多学生不只学习做咨询，同时也在面对自己生活里、生命里的挑战，这些挑战涵盖的范围非常广——不被接受的出生（尤其是女孩）；不被爱的童年或因表现不够好而被否定被忽略；童年经历家庭暴力、父母不和或酗酒；被老师否定瞧不起；长大后情感生活的冲突、被抛弃；同性恋不被认可；婆媳冲突；婚姻的冷漠和疏离；不能生育尤其是没有能生儿子或孩子无法达到预期目标招致对母亲的指责，孩子们和看护的互相适应；离婚的痛苦；外遇；疾病给家庭的挑战；老人变化；长期生病；抑郁症、焦虑症、身心失调、面对癌症；工作表现不够好或不够成功；工作繁忙；个案咨询做得不够好等等。当然还有更多不可思议的问题，但我看到许多咨询师一直勇敢面对，挣扎着找解决方法；也看到许多人在面对过去的过程中升华、转化，再一次地脱

## 第六章 咨询师面对的根本议题

胎换骨,再一次地长大,让我极为感动。

因为要陪伴咨询对象,所以我们更需要面对自己,否则自己被卡住,如何自在地为别人咨询,这是这个行业里一定要做的功课,也是从事这个行业巨大的无形收获。在别的行业里并没有这个现象,也没有这个要求,所以不去面对可能也不一定会直接影响工作。但咨询是直接面对人的行业,那些被卡住的个人议题不去面对,一旦遇到个案类似的议题,就会带着自己被困住的问题和假设来处理工作,把自己的困难与个案的困难重复对话。

所以面对自己的议题也是对未来个案的一种服务,因为完善自我才能真正更好地聆听个案的困难,支持陪伴他们渡过难关,而不是陷在自己原有的困惑里。我曾经督导过一位咨询师,她担心在为学生做咨询的过程里自己已经不再是专业的咨询师,而好像变成了学生的姐姐。我的督导哲学观是,如果咨询师的个人问题会影响咨询工作,我会试着陪伴咨询师去厘清相关的个人问题;如果情况太复杂,则会建议咨询师去找另外一个咨询师做专业处理。当我征得此咨询师的同意,暂时不谈她的个案,而是陪她谈谈她做姐姐的经验,我们才理解这是她目前生活里正在挣扎的主题。她有一个妹妹,从小表现比她好,咨询师已婚有幼子,妹妹尚未婚很独立。她常想妹妹表现独立,大概不需要她这个姐姐太多的关心,但心里总也想着应该向妹妹问好,只是一直未去做。在我们的谈话里,她似乎感觉自己把未对妹妹表达的关心转移到学生身上了,她对自己的觉察很有领悟,她说也许她应试着去对妹妹表达关爱。此时，作为督导，我把对话引回到个案上，我问对妹妹表达关心会如何影响她和个案学生的关系，咨询师回答说："我就可以回到咨询师的位置，而不需要是个案的姐姐了。"我们又继续厘清咨询师角色和姐姐角色的不同，这位咨询师终于越来越清楚她可以如何展开以后的咨询工作。

上面的例子也反映了个人议题对咨询的影响之大，其对于咨询工作也是一种责任。目前督导的资源较少，我在后面的章节会谈到同辈督导，也许同辈督导除了可以谈个案咨询，也可互相陪伴彼此，面对让人困惑的生活议题，我在那些章节里会再多说一些。

## 如何面对个案中的不同议题

在学了许多基础心理学、基本面谈技巧、变态心理学、评估诊断及不同咨询理论架构技巧后，接下来大家会开始找个案来尝试做咨询。在美国和中国台湾，咨询研究生会被学校安排到相关机构、学校或医院去实习接案，因为这些单位已有既定和流动的个案，所以咨询研究生要接到个案不是问题。在祖国大陆，我的理解是高校的心理研究生也会通过学校的安排，到高校或医院实习，或到不同的地方实习。

但非高校系统培养的咨询师，在坊间培训公司或培训学校接受一系列的培训和考到二级咨询师资格证之后如何找到个案，

## 第六章 咨询师面对的根本议题

是一个比较大的挑战。也许有些人开有咨询公司，可以在里面接个案，或在中小学系统中给中小学生做咨询。若无这些渠道，许多人便发挥创意去寻找可以陪伴和咨询的人及个案。这几年在祖国大陆培训时，我发现学员会热心地替同事、朋友、邻居或这些人的小孩做咨询。虽然美国有关专业伦理的训练里强调咨询师必须不认识来访者或只有浅浅的认识，避免双重关系（dual relationship）带来的不客观性，以免任何一方有不必要的被伤害。这个伦理条文的设置是根据西方相关行业的背景、历史、文化而制定的。后来也有西方的专家学者对此条文提出挑战，尤其针对不同群体、不同社区活动可能有的联结，该条文应有例外。我在和祖国大陆学咨询的学员接触时，感觉到的是大家想把咨询学好做好，也更愿意去帮助身边的人，将咨询工作融入到生活里。所以到底适合祖国大陆的咨询伦理是什么，希望未来有人可以根据本地的民情风俗，来思考并制定更合情理的伦理守则，让这么多热情的咨询师可以在被理解的伦理观里去陪伴更多的人。

不同理论对不同个案议题有不同的剖析和处理方法。但一般而言，新手要驾轻就熟地将理论运用到咨询中是很困难的，这需要长时间的累积。我自己的以及陪伴许多新手咨询师的经验是先回到新手咨询师这个"人"身上，如何带着你这个"人"的关心去好好地和来访者在一起，尝试去聆听、理解、响应、好奇和问话，陪着他们探索生命议题、做有意义的建构。先在咨询关系上努力，让个案觉得他可以安全地谈自己。有了信任关系作为基石，

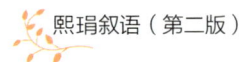

来访者愿意说更多，咨询师才能有更多的了解。有深刻的了解之后再看如何去工作。

个案的议题和咨询师个人的议题一样多，有时甚至更复杂、更具挑战性，而且往往超出咨询师的生命经验，怎么办？新手咨询师一定要带着学习的态度去面对个案复杂的议题，这里的学习不是没有信心的唯唯诺诺，而是真诚地去学习了解人们在不同情境下的思维、挑战、内心的挣扎，愿意放下自己的预设，专心地去学习眼前这个人（家庭）或这对伴侣最想被了解的是什么。专攻合作取向的后现代大师哈琳·安德森总是鼓励她的实习生先不要执着在技巧上，而是把在社交生活里原来已具有的关爱之心（social ability）带入咨询，她的实习生因为这样的鼓励而能更自在、更有信心地去与来访者工作。随着时间技巧会渐渐融入咨询师的操作里，是自然地呈现，而非僵硬地使用。

咨询是一个探险的历程，就算资深咨询师也常常会遇到新的议题，因为时代在变，而且变的速度越来越快。就算是同一个议题，不同的个案可能有不同的诠释，我们也不能带着原有的理解来套牢类似议题的新个案。咨询是一个多元文化之旅。每一个个案都是一种新的文化，我们得好好去了解新文化的特色、重点，来访者在乎的是什么，我们不能强迫别人接受我们自己的文化，不能要求其他人或种族必须和我们一样。我们应该用一种开放的学习态度来面对多元复杂的个案议题。

不论个案的问题多么复杂，多么不容易解决，但总是可以通

## 第六章 咨询师面对的根本议题

过适当的问话打开各种可能性,以下例子是我会常和学生分享的可以告诉来访者的句子:

- "你提的问题真的很复杂,以前有没有机会这样好好说过?"
- "能够这样说出来,你觉得怎么样?"
- "谢谢你愿意告诉我这个富有挑战性的问题。"
- "我听到四个重点(1)……(2)……(3)……(4)……是吗?你比较想先谈哪一个?"

有许多对话的方式可以面对个案沉重复杂的论述。邀请来访者好好地说、好好地听他说,而非一定先从解决方法着手。限于篇幅,这里仅做一个介绍,在后面的篇幅里,我会针对重点做更仔细的描述。

大家一定好奇我如何面对各式各样复杂的个案议题。做了近30年的个案工作,我越来越觉得生命极其复杂,也看到不论在哪个国家,人们都在痛苦里挣扎、活着,想办法解决问题。我的生活经验有限,凭什么告诉别人该如何生活,就因为我有博士的头衔?就因为我做过几千个个案?我越来越觉得人们自己才是自己生命的主人和专家,我唯有不断地向他们学习,通过谦卑、尊重、好奇、不一样的问话,让他们理解自己面对困难的精神、价值、坚持和努力,才能为他们带来改变。渺小的、经验有限的我走上咨询之路究竟能做的是什么?我想是不断思考如何问话才能启动人们对自己有更多的理解、接纳、珍惜与感谢的感受吧！我越来越朝着如何问话的角度去努力，全然不敢说我是解决人们问题的专家了。明确了自己的限制和自己能做的是什么，对不同议题把握才比较自在。更明白地说，我希望我是那个陪着人们找到内在力量来面对自己、解决困难的见证者。大家也可以多多创造对话的空间，去问一些资深咨询师，了解在和许许多多的个案工作后，他们是如何去面对个案不同的议题的。如果有很多资深咨询师可以分享他们如何面对个案不同议题的理念和心得，也许一本极其有价值的书就可出版了。

## 如何倾听与对话（包括与沉默的关系）

无论学习哪种疗法，咨询师终究要通过语言来做咨询。如何通过语言去展现学派理念以及整合后的哲学观、理念和技巧，是非常值得思考的。固然有少部分学派重视非言语表达，但此处想探索的是大部分学派重视的言语表达和对话。

在谈对话之前，先要谈看起来简单、做起来却不容易的"倾听"。"倾听"也是对话过程中重要的一环，在生活里我们常常都要去倾听别人，也希望能听到自己的心声。在一般倾听的情况下，大部分的人更倾向告诉别人可以怎么想、怎么做，也就是一般所谓的聊天。在咨询的世界里，不论哪个学派，都会去讨论"倾听"

# 第六章 咨询师面对的根本议题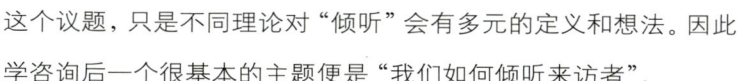

这个议题，只是不同理论对"倾听"会有多元的定义和想法。因此学咨询后一个很基本的主题便是"我们如何倾听来访者"。

很多刚开始接个案的新手咨询师若倾听来访者太久会感到焦虑和自我否定，担心倾听时间太长代表咨询师失去功能、没有价值。在我多年的督导经验里有许多这样的故事可以分享，当我去了解咨询师对倾听的假设是什么时，才发现有许多咨询师在聆听中会焦躁不安，会急着想处理，不想让来访者继续说下去。因为咨询师觉得光听实在是太被动了，不能显现咨询师的价值。当我问他，来访者可以好好地说，咨询师能专心倾听，来访者的感觉可能是什么？咨询师通常会停顿下来，想一想，然后才想到其实来访者应会觉得很好，特别是那些很少有人会这么专注地听他说的人。我说："知道了你的倾听让来访者觉得是好的后，对于你过去听太久了造成焦虑的这个议题，现在你会如何看呢？"咨询师通常会说，"好像好好地倾听也是有价值的。"然后我通常会再去问，倾听在咨询里是有价值的这种认知，会让你和倾听有什么不一样的关系？咨询师通常会说："我想我可以更放松地去听，可以好好去听，而不会去想怎么讲这么久，都不会停，让我作为一个咨询师无法发挥作用。"这里的叙述并非说咨询只要听，其他什么都不用做。在咨询里，除了倾听外，还需要加入许多其他的元素。但在这个章节，我希望对倾听做更多的描述、探索和反思。也就是别小看倾听这件事，倾听是一件极其深刻且本身就可能带来意外收获的基本技巧。

在我念研究生时，曾经看到西方人为倾听出了整整一本书，我当时觉得很奇怪，倾听有什么好写的，可以写出厚厚的一本书，当然也没去翻阅。多年下来，我对倾听的感想就很不同了，倾听还真有学问。再加上我在督导时学生经常遇到这个困扰，就让我对"倾听"这个主题越来越有兴趣了。

有一回在北京的"华夏心理"做培训，一位学员希望可以有机会接受工作坊的现场访谈，我得知她想谈的是身为妻子如何陪伴已过世的爱人抗争癌症的艰辛旅程。在访谈一开始我问她："你希望我在这个访谈里如何陪伴你？"她说："可不可以请老师好好听我说？因为我一直没机会好好说。"因为这是个6天的工作坊，我可以弹性地运用时间来授课，也想让在座的学员学习我是如何为癌症病人家属做咨询的，我决定好好地与这个学员在一起。接下来的两个小时，这位学员在眼泪中分享自己是如何陪伴她的爱人面对癌症，接受治疗，不放弃治疗，想尽各种方法去陪她的爱人。我就坐在那儿专心地聆听、不打断地听。两个小时后，她告诉我她已讲完，我可以开始访谈了。在访谈里我试着去把我听到的故事通过叙事的视角来探访、见证、陪伴她和爱人的力量与情感，最后也试着问若她过世的爱人看到她一路走来的坚毅，会对她说什么，她说她的爱人会说她"长大了""他也放心了"。此时的我在写着这段访谈的故事时，内心还是激荡的。当然"听"在不同的访谈情境可能需要有不同的调整和变化，但能陪着这位学员好好聆听她非常不舍的过往，在好好的聆听后，后面的访谈才能好好展开,陪她去整理这段过去没有机会整理的生命历程。写着写着我也在心里祝福她,也提醒自己,对聆听要带着更谦卑的态度,以此和大家共勉。

再回来对咨询中的"听"做更多的反思吧!纵使做了这么久的咨询,我也常检视自己听懂了吗?来访者有没有好好地被听到?如何听能让来访者放松地说,然后在之后的咨询再看可以做些什么?如果听的时间较长,我可以如何暂停,并和来访者确认我听到了什么,再问他是否想继续说或对前面的故事做更多的对话。若我发现我咨询的场景是他说,我听,我可能也会问他在当天会谈里他希望我多听,还是有别的想法。所以在长时间的倾听里,我还是会做一些对话,但是带着尊重,看看来访者想要的方式是什么。

倾听为什么重要,因为它是建立信任关系极重要的元素。来访者从我们一开口、一打字(网站咨询或短信咨询)就在观察我们,被倾听是一个被了解、被接纳的过程。因此好好地听,而且去听懂来访者要我们听到的是什么。听,听懂,再试着去回应和对话。就是下一个我想谈的主题——"对话"。

每一个学了很多理念后开始做咨询的咨询师都会问:"我到底该如何对话?怎么样的对话才会对来访者有帮助?"对话看似简单,我们大家都可以说话、对话,但在咨询里的对话有很大学问。因为我们希望个案在咨询的对话中有新的想法、体会、行动、计划,而非和原本的想法一模一样。

每个咨询师都要去寻找自己最喜欢的对话方式，它必须和咨询师这个人内在的理念价值产生共鸣，这种寻找可能需要很长一段时间。目前有不同的老师在教授不同的理念和对话方式，也有各式各样的书籍教大家如何做咨询，找出适合自己的对话方式，或整合一些学派理论成为自己独特的对话方式，都会是很好的方法。

我在硕士研究所实习期间，虽然学了八大学派，也考试，也上台做报告，但说实在的这些理论和我还是有距离的。我那时较喜欢人本主义学派罗杰斯的以来访者为中心（Client-center），学了一些简单的技术。但那时我只是带着自身的温暖特质去咨询，没多想，也不知如何思考有关对话这件事。来访者都挺喜欢我的，也觉得有帮助。督导老师听我的录音也会鼓励我，给我建议，告诉我还可以做些什么。督导老师一星期见我一次，每次1小时，如此进行了半年。

到了博士时，因为几乎都是家庭咨询工作的实习，在单面镜后，督导教授和博士班的同学对我的家庭咨询工作做现场剖析研究和建议，我开始将"对话"这件事进行重新思考。因为我发现，光靠我这个"人"和"温暖"去与家庭相处是不够的。我得思考怎么和家庭中的每一个人对话，去理解每一个人。我同时要思考如何通过不一样的对话，可以让家人的关系有所联结，带来更多的可能性。这非常有挑战，也非常有趣，我说的每一句话都可能引导家庭到不同的方向，那时我才"刻骨铭心"地感觉到话是

## 第六章 咨询师面对的根本议题

不能脱口而出的，得用心思考后再说，而且督导教授也常常会帮我设计问话。大部分时间我会到单面镜后和大家讨论，偶尔督导教授会递纸条送到我做咨询的房间，让我试着用他的建议和家庭对话。那张纸条上往往都是问句，现在想想那些小纸条，有点像"圣旨"，是来帮助我的"圣旨"，因此讲究用心的问题和对话是我训练和成长里重要的一环。当时感觉又紧张又好玩，不知道下一道"问话圣旨"又会是什么。

当然每一个咨询师训练成长中的机会不同，不论是哪种机会，我们终要问自己"我可以如何和来访者在当下去对话，去理解他，去提问"。我个人偏好珍惜人们生命状态的对话，很久以前我就如多数人一样，喜欢告诉来访者该怎么做、怎么解决比较好，这样做有其效能，但也常让人觉得很费力。随着年岁的增长，对生命体悟的增多，也经手更多中外个案后，我越来越觉得我这个有限的人在咨询里能做的可以很多，我发现带着尊重去对话、去体现人们的价值和意义，总会带给人们讶异和惊喜。因为他又能回到自己真我的那面，或是家又回到了它的核心。陪伴人们重新认识自己原来这么有力量，这是原来的我没有料到的，因此我会一直朝着这个方向去努力。这是我所思索的我如何对话的心路历程，那么你对话的思路又是什么呢？

每个咨询师选择如何对话都有他的思考和机缘。我的故事不是唯一正确的，也不应该是唯一的。我有后现代理念与叙事哲学观在背后支撑，而且我喜欢在理论的实践中不断成为我自己。但

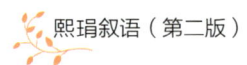

我的故事只是众多故事的一个，希望通过我的分享能启发大家在咨询的路上去思考你是谁、你希望通过什么理念去支持自己成为想成为的咨询师；也就是说，你想通过什么哲学理念来开启你的咨询对话，而这样的对话能充分表露出你所重视的价值与理念。

我总是相信当咨询师的对话反映着咨询师这个人的价值时，就是二者共振、共鸣之时，咨询对话的进展就开始不一样了。

在这个章节结束之前，我想再说说在咨询中常出现的"沉默"现象。大部分的新手咨询师非常害怕来访者的沉默，总会想办法去处理这个沉默。我早期做咨询时也很害怕来访者不说话，好像那代表咨询师的失败和无用。现在越来越觉得沉默背后也许也是有故事的，先不着急让沉默立即变成表达。去和他的沉默同在，让来访者觉得他不是失败的个案，想办法创造对话的空间，让沉默变得自在而不被贴上病理化标签。咨询师带着这些思维，思考如何创造对话空间，跟来访者在咨询空间里可以是较自在的状态。可以先建立信任关系，了解问题以外的信息（例如他喜欢什么，他怎么来到咨询室，他住在哪儿，他是做什么的……）或用非语言的表达和来访者在一起（例如用画来介绍他是谁，用身体表达他来咨询的心理、对未来渴望的心情……）。沉默的原因其实很多，有的情况可能也是超乎咨询师理解之外的。所以接纳沉默甚至缓缓去理解沉默背后的想法以及总带着善意，也是我们咨询师可以练习去做的。有这样一个故事，有一回台湾的一个社会福利机构邀请我去对他们的一个寄养家庭提供顾问服务，也给社工未来对该家庭的关照与陪伴提供一些建议。一位妈妈带着她 15 岁的寄养女儿来见我,这位小女孩一坐下来,就把衣服上的帽子戴在头上,盖住了一半脸。她的母亲指责她的举动,认为怎么可以如此没礼貌。我跟妈妈说没关系,女孩能来就挺好的了。很多的青少年都会选择不出席,女孩能来我也挺感谢的,我这么说是希望珍惜孩子的到来,接纳她用自己舒服的方式照顾自己,不随意去给她的行动贴上病理化的标签。妈妈听了后比较放松,也不再纠正孩子。在我和妈妈对话时,孩子一直低着头,不说话。但我知道女孩在听我和妈妈的对话,我不时地会看看女孩,然后说谢谢她的聆听和参与,再回去和妈妈谈话。在几次的谢谢后,小女孩开始打破沉默,参与我们的对话,而且和妈妈的关系有了突破性的进展。妈妈觉得很好,社工也很开心,女孩也不再冷漠地和大家相处。这个对话让我体悟到要珍惜、认可沉默中的孩子,等时机成熟,孩子会选择参与的,原来沉默也是有希望的、有好的可能性的。

## 第七章

## 咨询师的自我和关系

诚如上一章的描述，在咨询工作里，我们会陪伴很多人去探索自我和关系的议题，在陪伴他人的过程里，往往也会触碰到自己的议题。如果不能面对自己的议题，不论是涉及个人或关系，咨询师往往会不自觉地把自己的困惑带到来访者身上。因此在许多心理研究发展较先进的国家，前辈老师们都鼓励咨询师在咨询他人的过程里，也不断地探索自己，理解自我和关系。如此一来，不只咨询师对自身情绪有所调整，也更能不带着自己的问题去干扰个案工作，因而能更专注于个案，用尊重对方的方式陪伴来访者面对、整理自己的议题，这也是一种专业的呈现。咨询师这个职业也是所有职业中少见的必须去面对自己、整理自己的职业，只有这样才能更好地回到个案工作上，很少有行业对专业能力与自我整合有如此高的要求。

大部分的行业只要把专业学好、工作做好就可以了。但咨询师这个行业，因为是"人"的行业，因此也需要咨询师自我观照，才能对咨询的执行有更大更正面的影响。虽然对人的要求比其他行业高，但这个要求会带来很大的正面意义，咨询师不只学了技术，而且通过从事这个行业，自身也可能会有更多的蜕变和成长。这也是做人的一个收获，和别的行业的确有很大不同。因此面对自己、了解自己、整理自己的思路，甚至调适自己；加上面对、了解、整理、调整各种关系中，都是咨询师自我成长的重大项目。这一章节我想好好谈谈咨询师的自我成长，包括关系中的成长。但在谈这两个主题前，我想先谈谈自我照顾。

**自我照顾**

在我读研究生期间的训练里，很多教授都告诉我们应该多多自我成长，而不要只学理论技术。当时没有任何教授提到自我照顾，因此自我照顾的概念似乎那时还不在我的思想体系中。但随着自己学咨询、做咨询的历程，我渐渐意识到自我照顾似乎是不可或缺的。而且在我多年督导中外学生的过程里，自我照顾缺失的现象也一而再、再而三地出现，我也越发看到自我照顾的必要性。甚至在我的经验里，自我照顾是自我成长的基石，有了良好的自我照顾才能帮助自我成长。如果自我照顾不足，那么自我成长虽然会发生，但也会受到限制。自我照顾好像是每个生命的精

## 第七章 咨询师的自我和关系

神食粮,虽然物质粮食不可或缺,但有了精神食粮的滋养,自我成长也更为可能了。

自我照顾的定义可以是很多元的,根据每个人在不同阶段、不同情境下的不同状况,可以去弹性定义怎样的自我照顾是恰当的。自我照顾是可以和很多不同元素合并发力的,它不只是独立地在那里。我想先分享我的体会和感想,再和大家讨论读者渴望的自我照顾。

很多人看到我现在的一些生活方式,都会说:"你很会照顾自己啊!"其实我也是一路跌跌撞撞才走到今天,也不敢说现在在自我照顾上做得有多好,但总是想办法在努力就是了。年轻时,我一直是长时间工作,没有什么休闲,更别说自我照顾了。在高中三年,因为要大学联考(相当于祖国大陆的高考),升学压力大,我给自己的要求是每天睡眠不准超过6小时,除了一些必须打理的事和吃饭、坐车,其他时间不是上课就是读书,算是一个标准的书呆子。不过仗着年轻身体有些本钱,可以那么过日子。在美国读硕士、博士以及毕业后的生活里,也没想到什么自我照顾,就是努力地在机构里工作并担任主管,也做咨询并兼任教授,会长时间工作。因为常常要做家庭访谈和咨询,还要到不同地方开会,因此常常开车,午餐几乎都是在车上吃的,因为没有别的时间,常常就吃两个面包。每个星期都要督导近10个人的团队,团队虽小,但每人都有1小时,我陪伴大家做高风险家庭的案子,时间总是排得满满的。我记得有时为了抢时间,我的

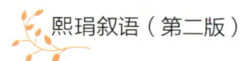

督导工作必须在车上进行,我边开车,边和团队里的咨询师或社工对话,希望可以对他们的工作有所帮助。除了在机构里工作,我也另外在大学研究所里兼职教授"家庭与婚姻治疗",每个星期要排出半天的时间去做这件事情。我从服务的家庭学到很多,在教学里从学生身上学到很多,从主管的工作学到很多,对我而言,更重要的是工作里的良多生活体会和知识。

持续好几年这种工作生活方式后,我开始反思,也开始问自己人生里要的是什么。我意识到自己其实是个非常喜欢探险的人,不喜欢既定的模式,喜欢在过程里开创,但也在反思自己是否探险探过头了。早出晚归,三餐不正常,连先生找我去散散步,我都要把我的记事本拿出来找时段,而且挺严格的,只能散步半小时。我是个困而学之的人,我体会到那时的生活失去平衡,几乎一面倒,以工作为主。先生也很辛苦,我的生活状态也影响了他。在反思的过程里,我开始慢慢找回自己的生活。当然我也调整过几次工作,希望工作可以支持生活,而不是为了工作去生活。

我对自我照顾的定义是对整个的生活进行反思后产生的。当然我也感谢所有曾经走过的历程,因为那些历程也灌溉了现在的我,若没有那时全然的投入,也不会有今天的我。

现在我对经历了许多年几乎没有去思考自我照顾的自己的感想是什么呢?我热爱工作,不断学习如何去调整工作,能更专注、投入去做我最想做的事,学习花较少的时间去做必须但不是

## 第七章 咨询师的自我和关系

焦点重心的事，这样的状态是一个演化的过程，这样的工作也更接近我要的生活，更能灌溉我生命的精神。我想这也是自我照顾的一个表现。这是我的情况，不一定适用每个人，还是要尊重个人自己的意愿。我原来的专业出身是学咨询、做咨询、教咨询。但在美国有很多年的际遇是担任主管，负责行政和全局管理，争取方案经费，和机构里不同部门的主管共同合作讨论未来策略目标（不管行政工作多忙，自己还是坚持不断地做咨询），虽然学到很多，但回顾历程时，也看到自己还是喜欢回到对话中，去陪伴人们建构渴望中的生活。记得在我离开副总裁的职位时，我的大老板很不舍地告诉我，其实他很想栽培我做更大格局的管理者和领导者，他觉得我很有潜力。我感谢他的心意，但内心更坚定地告诉自己"不必做自己能做的事情，而是要做自己想做的事情"。自己能做好的事情不算少，但是去做能做好的事情就对吗？现在我愈发觉得要好好在宝贵的短暂的人生里，投入精力去做最想做的事情，这样我的能力才能更好地发挥。

在工作上有了更深层的省思，也更靠近我要的生活。这样一来，人似乎才能慢慢地活出品质来。好像对我而言，创造渴望的工作平台，才能让我创造想要的生活。

有了这个平台，我又如何在工作与生活里取得平衡呢？工作带来学习和刺激，生活带来休息、自我照顾和滋养，在这二者的来来往往中又有好多值得学习的东西。我现在除了工作和生活，也常常会去反思自己有没有过度工作而忘了生活，或是有没有太

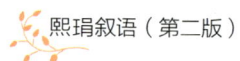

骄纵生活而忽略了必须要去做的工作。我的先生是个天生能平衡生活工作的专家，他总是会提醒我该休息了。所以平衡工作与生活也是我关怀自己的另一个重要准则，虽然平衡对我而言也会是一辈子的事。但平衡也是可以有弹性的，有时因不同的状况，需要工作重于生活，那就过后再找时间休息来平衡一下也可以。

其实在谈自我照顾这个主题时，更深层的思维是我们应如何生活以及怎样的生活可以照顾我们的需要，这个需要有许多的层次，若每个人细细去探究，大概都会看到对自己重要和有意义的层次。对咨询师而言，在与来访者探讨如何生活的同时，也会思考自己是如何去生活、如何去照顾自己。前面提到自我照顾是自我成长的基石，其实自我照顾和自我成长互为主体。

前面谈的是工作与生活的平衡和自我照顾等精神层面的议题，我想也谈谈属于物质层面的自我照顾。可能接下来的都是老生常谈，平凡得不得了，但这是对身为现代人的我们来说都需要去反复探索的议题——对身体的维护，主要包括喝干净的水，好好吃饭（吃自家做的饭），充足的睡眠，运动锻炼，放松身体，和大自然相处等。这些看来都很平常，但对现代人而言，似乎早已成为超级奢侈品了！

身体其实是非常美好的，但它也需要照顾才能持续地保持美好的状态。要珍惜和尊重身体，而不把它的运转视为理所当然，我越来越觉得在我们很努力地工作、生活的同时，如果也可以努力地照顾身体，不把它视为"理所当然"，那么身体状态可能就会

## 第七章 咨询师的自我和关系

比较好。我在企业界做顾问时,听到工程师因为工作的忙碌没机会定期喝水而患上胆结石的情况。有时工作和生活的场景让照顾自己变得很艰难,但可能这就是一种考验吧,学习认清生命的重点是什么,然后如何排序,这些都是非常个人的历程,也只有当事人自己知道该怎么做才最适合。

反思我研究生毕业后在美国的工作,当时我住在波士顿新英格兰地区,好好吃饭很困难,睡饱觉也很不容易,但后来我开始参加女性健身房定期的瑜伽健身项目,一个月做一次针灸和推拿调理身体,和先生去郊区散步呼吸新鲜的空气等。当时我常把工作带回家做,尤其我的单位需要被外界考核认证,要去来访者的家庭做家访、处理不同的状况,要做督导。如何在实务工作和行政工作间游走拿捏,每天都是一个学习过程。但我也在这个历程里看到自己自我照顾的不足和不容易。

当生活较轻松时,自我照顾可能不难。但当工作忙碌且有一定的难度时,自我照顾往往被推到一旁或和工作展开竞争,到底是去工作呢?还是抽一些时间照顾自己呢?但也正因为很有挑战性,更突显了自我照顾的重要性,人们在忙碌和复杂的工作里所兼顾的自我照顾特别珍贵。

我在读研究生时就开始学习打坐,在生活里会定期打坐,但到了波士顿,忙碌竞争的生活让打坐变得很难,先生给了我一个建议,就是试着把门关起来15分钟,在办公室里打坐,或是通过打坐冥想来寻找解决问题的方式。我一开始很犹豫,但后来试着

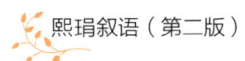

去做发现效果特别好,而且在打坐冥想时会有新的灵感,教我如何面对工作的困难。在办公室打坐15分钟很不容易,但我有机会就做,感觉非常好,好像也照顾到了自己。那时我是带24小时上线的寻呼机来随时响应可能的危机的,因为当时的单位服务高风险家庭,有时会有危机出现,我需要去支持我的下属面对危机。家庭若联系不到我的下属,则需要由我做后盾来协助他们。在波士顿地区有闭关中心,每周日下午开放3小时,我后来也去参加,用这种方法来沉淀自己、照顾自己,当然我仍带着寻呼机,只是把它拨成振动。虽然是冒险放下待命的任务,去参加这个小闭关活动,但那份愿意坚持去照顾自己的心意对那时的自己还是挺有帮助的。

很多科学研究都发现,打坐会让人的脑波有极大的变化,脑波会呈现放松的状态,且能更专注,放下心中的杂念和负面的情绪,更能平静地面对当下发生的事情。每个人都在探索自我照顾的方式,对我而言,打坐能够提供更大视野的自我照顾,包括自我观照和自我觉察。打坐也帮助我去承接复杂的人生议题,它训练了我聆听的能力。现在我仍需不断地在打坐中去学习更多的东西,这种学习是一辈子的事情。

现在的我十分珍惜食物、水、运动时间、打坐的收获及大自然。我有空就做些家常菜,买新鲜的食材,向食物表达感谢。也喝很多水,有空就烧开水,泡些热茶来喝,会感谢茶叶、水和壶。运动时珍惜有这样的机会,谢谢自己的脚能走路,感谢身体。感

## 第七章 咨询师的自我和关系

谢有机会学习打坐，和自己的不同层次在一起，也希望在打坐中可以不断地扩大自己的知觉和敏锐度。每当自己在山里、水边，总觉得想好好感谢山、感谢水。

2017年的春天，我和先生从市区搬到了郊外的山上，不外出工作时，能和山、水、树等大自然在一起。这个阶段的我想通过回归自然，更好地让身心被自然滋养与灌溉。

我常常外出上课做访谈，也总在思考在外地如何把自己照顾好。我的工作是陪伴人，我发现只有当我把自己照顾好时，才能带着较好的状态去陪伴不同的人。因此把自己照顾好对我而言也是一份重要的责任，是个美好的事情。在外地时，如何住好、吃好、休息好、喝干净的水，都是我不肯马虎的事情。

曾有学生告诉我当他没睡好时，他就无法贴近来访者的语言和故事，会用自己的话语来取代来访者的话语，而这样咨询效果通常都不好。可是当他睡好时，他可以专注地聆听来访者的话语和故事，进而贴近他们实际情况，做好咨询工作。所以作为咨询者，如果个人状态影响到工作，是需要反思和重视的。

在此并不是想要对自我照顾下定论，而是希望通过我的分享开启大家对自我照顾的对话空间，不知大家现在对自己作为咨询师的自我照顾的感想是什么？也许可以找一些同辈坐下来喝喝茶、喝喝咖啡，聊聊这个主题。有一些方向大家可以探索探索：

（1）在我的分享里，有什么部分让你想到自己？想到的是什么？

（2）自我照顾是一个非常丰富的主题，包含了许多不同的层面，有精神层面，也有物质层面，你自己对自我照顾的体会是什么？什么对你是有特别重要意义的？
（3）从过去到现在，你的自我照顾是如何演化的？
（4）未来在自我照顾方面你希望还可以做哪些努力？

也许有时中国人的文化会让我们觉得自我照顾是一种自私的行为。我以前也这么想，但现在我的想法是自我照顾并不是人生的终极目标，自我照顾反而能帮助我们在比较良好的状态下充分发挥自己的能力，进而去帮助更多的人。所以自我照顾终究会回到关系中，下个段落我会在关系上做更多的描述。

总结自我照顾这个主题，自我照顾不是自我沉溺，它一方面是对咨询师的尊重，是对咨询师这个人这个职业的珍惜与感谢，所以咨询师不要忽视自己，要善待自己。另一方面也是对咨询师这个职业的一个期待，即咨询师本身能意识到将自己照顾好也是对来访者的负责，才能给来访者提供更高质量的服务。当然每个咨询师面对的生命脉络不相同，也许有时候不易做到把自己照顾好，但就量力而为，视自我照顾为一个努力的目标吧！

第七章　咨询师的自我和关系

## 自我锻炼

在2018年的一堂课中，一位学员问我："老师你这么旺盛的精力是怎么来的？"这对我来说是个很深刻的问题，我是这么回答的："我一直在探索如何在不同生命阶段，寻找适合自己的锻炼身体的方式。回台湾后，有一天我先生提起当时已80岁的台湾作家薇薇夫人，她保健的方式是每日在家里举手踮脚走路1小时，数十年如一日。薇薇夫人的精神状态非常好，退休之后就跟随画家朋友奚淞学画并达到专业画家开展览的水平。先生说这个锻炼方式可能很适合我，我便试起来了，只是我的脚底骨骼结构不同，踮脚会有些不舒服，就省略了踮脚的动作。我的精力绝不是就这么理所当然就有了，我这个阶段身体需要一些锻炼，采纳薇薇夫人运动的方式，再加上自己个人的需要——如果没有外出工作，就会尽量在早上起床后，举起我的双手在家里的客厅来回走1小时。走完后，会甩甩手，拉拉肩部的筋，站立轮流抬左右腿来锻炼我的核心肌群。还会坐在长木头椅上（或地上）轮流抬起左右膝盖。若时间有更多弹性，也会做做瑜伽，举举重来锻炼肌肉。如果外出上课，就稍微提早起床，尽量在饭店里举手走半小时，也甩手拉筋，锻炼膝盖，再去吃早餐。所以我的精神是锻炼出来的，不是浑然天成的。我根据身体的需要做锻炼，当然

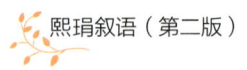

这不是唯一的方法。大家都可以找适合自己的锻炼，最重要的还是恒心！"

这个学员的问题也带给我很多的反思。咨询看起来好像只是坐在来访者的身旁，动动脑，动动嘴，不会用到很多力气。但实际上，咨询需要高度的专注，用心陪伴来访者探索各式各样的议题，而这常常都是复杂的议题。其实这些过程会消耗很多体力和能量，因此定期补充体力和能量，对咨询师还是有必要的。

过去我很重视咨询师如何在咨询付出的同时去寻找给予自己关爱的方式，因为只付出而不补给，一定会失衡的。咨询师在专业的付出中，能以适宜的方式给予自己关心，不仅能灌溉自己，更能够带给自己专业更多的支持和活力。这个学员的问话似乎更细化了咨询师的需要，也让我第一次清晰地表达锻炼身体对咨询师工作的重要性和价值。

在现代忙碌打拼的生活中，要抽出时间锻炼身体，这实在不是一件容易的事情。但也许大家可以逐步看见锻炼身体在咨询专业（其实也是活着）中的意义和价值，找到适合自己锻炼身体的方式，慢慢地整合到生活的不同层面中。建立新的锻炼身体的习惯，来持续地强化我们的身体。

第七章　咨询师的自我和关系

**自我成长和关系**

不管我们在生活里遇到怎样的难关,"活着"本身就是一件很难得的事情。因为能活着,我们有机会接触到很多的事情、获得经验。在这些事情和经验里,我们可能会感到开心,也可能会遇到挫败、矛盾、冲突,或是发现以前的经验已经不适用于现在的情况。然而就是在这些挫败、矛盾、冲突里,我们接受冲击,开始思考该怎么办,此时自我成长就不知不觉地发生了。因此,痛苦往往孕育着我们成长的肥料,但在当下我们可能不是很清楚,还可能会陷在痛苦里而无法挣脱。

虽然坊间书籍对自我成长有不同定义,但我认为自我成长可以是非常多元的,不同的文化可能有不同的特点和脉络;不同的性别、阶段、情境都可能演绎出对自我成长的不同定义。人们在生命里如何看待什么是属于他们独特的自我成长,也是要被理解和尊重的。

这里所写的是我多年生活、学习和个案工作的心得,供大家参考。这些分享也许适用于某些人,但并不适用于其他人,所以我写的也不会是唯一的真理。我一路走过来,也访谈过许多人,发现生命里许多经验都在激励我们成长,就看我们是否能理解到底这些经验背后让我们成长的是什么?当然要马上理解也不是

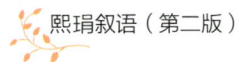

那么容易，若能通过不同的方式去理解，那么这些经验带来的理解甚至意义自然会让我们超越经验，提升自我。

那要如何陪伴自己去经历痛苦，进而从痛苦中成长呢？我想是一份勇敢面对的心吧！我越来越觉得，纵使面对的过程很苦，但其本身就是一种力量。虽然有时人们选择不面对的方式是可以被理解的，但若能渐渐地从自己的角度去看待、理解这件事，甚至用一些学到的心理学知识或找人做咨询的方式来靠近这件事情，就会越来越清楚自己的心意，使它不会成为对我们有影响而不自觉的暗流。在面对里能接纳、珍惜这些存在，也接纳自己是陪伴自己去面对的不可少的元素。当来访者找我们做咨询谈他们的困境时，其实也是他们面对和自我调整的珍贵时机。

当通过面对、整理、反思、理解，经验找到了它背后的意义，好像它就不那么负面了，当事人和经验的关系也就不再是敌对的，反而会变成是朋友，这样的关系就是一份整合，而非分裂。我发现对当事人而言若生命经验是否定的，那此时的经验和当事人是有距离的，而且是耗损正面能量的，因为当事人必须花费精力去面对那个负面的经验，而负向总是有损耗的。但当当事人和原本负面的经验有了不同的关系，开始能理解、接纳，关系也变得不是那么负面时，当事人似乎就和这个经验有了连接、有了整合，而非在撕裂耗能的状态里。而且很奇妙的是整合后就会有力量、有信心，这也是我在无数次的访谈里所看到的。自我成长其实就是一份由自我抗拒到自我整合的过程。人们要成长的东西很多，要整合的东西也会很多。另外一个常用的专业说法就是整理自己的成长，我想也是整理自己不同的整合收获，当不同的经验可以通过面对得到新的理解和成长时，可以通过整理并整合时，这又是另外一种层次的整合了，就叫它大整合吧！我想身为人、一个做咨询工作的人，能通过经验，不断面对、不断成长、不断整合，也是人生一件很难得的事情，感觉没有白活。

其实在每一次的咨询困境中，如果去仔细检视，都能发现在某种程度上会带给咨询师成长的机会，这个成长也可能是咨询师面对自己的成长，也可能是咨询师如何看待来访者的成长。就像前面提到的咨询师自己的生命经验是提供咨询师成长机会的元素。

咨询师在咨询中遇到的咨询困境，也同样会带给咨询师咨询能力成长和整合。此处通常通过"督导形式"来整理，我在后面的章节会更多地谈到。

**经验整合略图**

```
        人 → 经验 → 成长 → 整合
  咨询师 → 咨询经验 → 咨询成长 → 咨询整合
```

当咨询师本身有更多的自我整理、成长和整合时，也就比较能放下自己的成长，回到个案的脉络里去理解个案的议题和来访者想要的成长之路。

## 咨询师成长后尊重个案

> 整理自己的成长
> ↓
> 放下自己的成长
> ↓
> 理解多元的个案（尊重、贴近）

当咨询师在生命里被问题卡住时，遇到有类似问题的个案，被卡住的思维就会让我们强迫来访者从我们的角度去思考，这说明其实我们是执着的，也无法放下那份执着。因为还没整理，还没理解，还没成长。当然咨询师也是人，也有自己的价值观，但如何运用自己的价值观是需要思考的。咨询师要反思用自己的价值观去做咨询的"意图"是什么，如果用被卡住的思维去做咨询对个案的影响又会是什么？什么是咨询、什么是我们个人的意图，总是需要不断去思考。咨询和一般的聊天谈话有很大的不同，有其专业性哲理。

当然，若咨询师意识到遇到的个案议题也是自己生命里被卡住的问题，会卷入很多的个人情绪（和个案是不相关的），有这样的觉察也是很珍贵的。也许自己卡住的议题没法马上解决好，但有这份自觉就可以减少对个案的干扰。自己可试着去做，若实在不行，那就转介给另一位你可以信任的咨询师来接手这个个案。

## 第七章　咨询师的自我和关系

**我们会不自觉地、一厢情愿地要求来访者按照我们成功的经验去做，而并不先征得来访者的同意吗？**

这是咨询师被卡住的另一面。同样也需要有自觉，否则一个不小心，咨询师就会带着自己成功的经验，去复制另一个自己。这些都是咨询里需要反思的主题，关键仍然是我们有没有回到个案本身，去尊重、贴近来访者。

前面提到整理自己成长后，要试着将其放下去靠近来访者。这话怎么说呢？我的经验告诉我，当咨询师有机会整理自己、理解自己，进而成长整合时，再面向那个问题时就会更为放松、自在，而不是带着自己的问题去要求来访者。这样一来，其实也就放下了自己与自身成长需求的干扰，能更专注地与个案同在，聆听、理解并陪伴来访者；更能带着不被搅动的心去做咨询，而且以更宽广的、多元的角度去与不同的个案在一起。因此，当咨询师能不断地面对自己生命的挑战、困难、问题，让自己有所理解、成长、整合时，也更能放下自己、放过自己，提供更贴心的咨询服务，也更能面对多元的个案。

咨询师的自我成长实在很重要，也会影响咨询质量。当然成长需要时间、需要过程。我们是人，不是机器，有些东西无法像机器那样高效快速，但有努力的意识，不断去做自己能做的，就是很好的开始了。

有人曾告诉我，在祖国大陆学咨询技术好办，但个人成长较困难。我想随着心理学在祖国大陆的普遍发展，资源会不断增加，

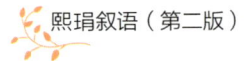

人们可以有更多的方式去成长去观照。虽然这本书中我要写的不是叙事治疗和后现代理论，而主要是咨询师的普遍议题，但在个人成长这个方面，我想通过叙事治疗和后现代的思维方式来写，希望这本书可以陪伴大家的个人成长，让成长变成一个过程。我也会融入一些对生命的看法，让大家去体会我内在对生命的一些感悟。

## 1. 揉合后现代精神的叙事疗法：自我对话和自我成长

叙事治疗理论总是很珍惜人们"在地性"的故事，而不用一般主流的尺度去评断人们的故事。因此叙事思维的自我成长可以贴着人们的故事足迹去表达、去前进。叙事治疗的观点总认为人们的困难也是很珍贵的，相信通过对话及对话中好奇的问题，人们可以对困难的想法有更多的感悟和探索。这里可以写的东西很多，但我想就提纲挈领地写一些大原则式的问话，也许以后有机会可以说得更多、更仔细。有几个基本的问话是我们可以试着去问自己，甚至通过书写去问自己的。

见证的问话：

- 能开始去说自己生活中的困难，以及过去没能说这些困难，对你来说最大的差别会在哪里？
- 这样说和表达（也许困难不一定会解决），可能会带给你什么？
- 如果可以感谢愿意说和表达困难的自己，你会怎么做？

## 第七章 咨询师的自我和关系

关于影响的问话：

- 这个困难对你的影响是什么？
- 这个困难会让你如何看待自己？
- 你会为这个困难取个什么名字？
- 这个困难，对于你的人生梦想、渴望、希望、目标计划又有什么影响？
- 这个困难对你的影响是正面还是负面的？怎么说？

丰富困难的支线故事：

通常我们都希望困难可以被解决，这也是很重要的。叙事治疗会通过困难去看到人们背后的价值、信念和宝贵的地方。也就是说叙事疗法会透过困难去看人们在经历困难里的付出、挣扎和难处，也希望在困难中陪伴人们去看到更多以前没看到的自己。因此可试着用以下问话来响应或书写：

- 在经历困难的过程里，你看到了哪些自己付出、挣扎和努力中的不容易？
- 以前有没有从叙事思维的角度去看待经历困难的自己？
- 如果没有这么去看经历困难的自己（不论解决了没有），你现在的感觉是什么？

- 从经历困难的自己身上,有什么是以前没看到或不知晓的?
- 从经历困难的自己身上,你学习到什么?
- 这份学习给你带来的体会是什么?
- 上面这些问话会给你未来面对这个困难带来哪些新的想法?

拟人化的外化问话:

- 如果困难会说话,会如何表达它想要进入你的生活的原因?困难背后的用意是什么?
- 困难会希望你如何对待它,才会让它觉得得到支持?
- 困难对你的渴望或期待会是什么?
- 困难可能也带给你艰辛和挑战,困难如果可以表达对你付出的感谢,它会如何表达谢意?
- 和困难有上面的这些对话,身为主人,你现在对困难的体会是什么?有什么新的理解想对困难说?
- 如果现在请你命名和困难的关系,你会如何命名?
- 这样的命名会让你和困难有怎样的关系?

我通过这些问话解构困难,也在解构自我成长。解构就是放下原来文化里对困难的想法和想要解决的念头而去好奇、丰富、见证困难背后可能隐藏的支线故事,希望人们有机会用不同的视角去经历困难。解构自我成长是指,一般我们会倾向于告诉别人

## 第七章 咨询师的自我和关系

应该如何成长,但叙事治疗是带着不同的问话,邀请人们通过不同问话所带出的不同故事,去建构更多有力量的、期待中的自己。也希望这些示范性的问话可以陪伴大家用不同的视角和困难在一起,进而在不同方式的对话里去建构贴近你生命的自我成长。

我在这儿举个例子。前段时间在台湾一个叙事疗法长期培训班里,有位学员想借助我对她的访谈去陪伴她整理过去不敢面对的主题。这个主题她从来没跟别人说过,但她发现再逃避不是办法——她的哥哥有精神分裂症。我去聆听她和家人一路是如何面对哥哥的症状、帮助哥哥的。当我问她能现场说这段故事,她是什么感想,她说说了后觉得没有那么可怕,而且也觉得其实一家人都努力在面对这个情况,包括她的哥哥。

当我问哥哥的疾病对她的影响是什么,她说她担心别人也会觉得她是不正常的。当我去了解她和家人是如何面对哥哥症状带来的困难时,她分享了许多她们是如何想不同的办法、寻找资源来帮助哥哥的故事,她看到了自己的勇敢和愿意陪伴哥哥的心。当她选择桌上的花代表从高中到现在这十几年来面对哥哥的症状的自己,我邀请她去见证、感谢和说出被感动的地方。她说发现自己其实是有力量的,她也发现哥哥也在学习、改变和调整。

我用访谈的方式陪伴这位台湾的咨询师去对话,去看到自己,也去自我成长。大家也可试着用写作或录音的方式,通过前面的一些例子问句来访谈自己,或也可用不同的方法陪伴自己对话和自我成长。

## 2. 揉合后现代精神的叙事对话：关系中的自我成长

接下来我要谈谈自我成长中的关系议题，不同的咨询学派对关系可能会有一些不同的想法。诚如我前面所说的，这本书不是以后现代思维和叙事治疗为主轴，但因为我的背景和经验，想从后现代和叙事治疗的角度来谈关系，和大家分享我的一些感想。

关系是一个不容易的主题，尤其在中国人的社会里，介于既有的文化脉络和对家族的重视，关系更是一个挺复杂的事情，这是对大部分中国人而言的。关系的困难对人们的影响往往也挺大的，我接受家庭和婚姻咨询训练，为美国和很多别的国家的家庭工作过，现在也和许多的华人家庭对话，我想从后现代的对话和叙事治疗学派的故事的思维来看关系里的困难和自我成长，像前面那样，我也会设计一些问话来供大家参考。

见证的问话：

- 能开始去叙述、去面对自己在关系中的困难，对此，你的感想是什么？
- 这样的表达（也许不一定会解决关系中的困难），可能会带给你什么？
- 关系中遇到困难的自己愿意说和表达，有什么话可以感谢这个愿意去说和表达关系的自己？

## 第七章 咨询师的自我和关系

有关影响的问话：

- 关系中的这个困难对你的影响是什么？
- 关系中的这个困难会让你如何看待自己？
- 关系中的这个困难，你会为它取个什么样的名字？
- 关系中的这个困难，又会给你的人生梦想、渴望、希望、目标、计划带来什么影响？
- 关系中的这个困难对你的影响是正面的还是负面的？怎么说？

丰富关系中的困难里的支线故事：

- 在经历关系中的困难的过程里，你看到了自己哪些付出、挣扎、努力和不容易？
- 以前有没有用叙事学派的思维去看待过经历关系困难的自己？
- 如果没有，现在去这么看经历关系困难的自己（不论解决了没有），你的感觉是什么？
- 从经历关系困难的自己身上，你看到了什么以前没看到或不知道的？
- 从经历关系困难的自己身上，你学习到什么？
- 这份学习会为你带来什么？
- 上面这些问话会给未来面对这个关系中的困难带来哪些新的想法？

拟人化的外化问话：

- 如果关系中的困难会说话，会如何表达它想要进入你的生活的原因？背后的用意是什么？
- 关系中的困难会希望得到什么样的对待，让它觉得得到支持？
- 关系中的困难对你这个主人的渴望或期待会是什么？
- 关系中的困难可能也带给你艰辛和挑战，如果可以表达对你付出的感谢，它会如何表达？
- 和关系中的困难有上面的这些对话后，你现在对关系中的困难的体会是什么？有什么新的理解？
- 如果请你命名现在和这一困难的关系，你会如何命名？
- 这样的命名会怎样让你和关系中的困难在一起，有怎样的关系？

这里也举个例子。很多年前我在台湾给志愿者做培训，有一位志愿者愿意接受我的访谈，她想谈的是和她先生的关系的议题。她很难受，觉得在关系中她一直在努力，但先生好像都不愿意努力。我没机会问她，说出这个困难她的感想是什么，但我有机会问这个困难对她的影响是什么？她说感到很灰心、很挫败，怎么婚姻会变成这个样子。当我问她，她是如何在困难的关系里还能持续不断去努力的？包括愿意和我谈论。她开始和我分享她的力量来源，她说小时候妈妈帮人看管自行车，工作很辛苦，时

第七章 咨询师的自我和关系

间很长,她总是陪着妈妈,妈妈很坚强。妈妈也帮人打扫房子,她也会陪妈妈去帮人打扫房子。她回顾她的童年,觉得她现在努力的力量是从妈妈那儿得来的,因为妈妈再苦都很努力。当发现她的力量来自妈妈,是一种传承,她脸上的表情变得很不一样。她说以前从来没这么意识到过自己力量的来源,这让她对自己更认可。她说经过多年的努力,虽然先生只进步了一点点,但确实有进步了,她会带着妈妈给她的力量努力坚持下去。虽然这个例子的问话没有涵盖前面在关系中自我成长的主要问句,但总体精神是雷同的。大家如果在关系中有困难,也可试着用前头的句子来访谈自己,用写作或录音的方式都行,大家也可用其他的理念来陪伴自己在关系中自我成长。

总之,纠结的关系是难受的、痛苦的,常会绑架人,让人陷入无力的状态,而且也可能在咨询的过程中影响咨询师。在叙事学派的思维里,认为有问题的关系故事会干扰人们如何看待自己。因此叙事治疗总会设法在关系的困难故事中去找支线故事,去和人们共同建构在面对关系中的困难时有支持和力量的故事和对话。这样的对话特别的珍贵,也更能支持面对关系困难的自己,进而带来一些新的可能性。当然支线故事并不限于这些故事,我在这里只是约略把一些对话写下来,支线故事的对话可以无止境地去创造。

做咨询的一个很宝贵的收获是它会督促我们自我反思和成长,在这种情况下,不反思、不成长都很难。咨询师的工作是人和关系的工作,会涉及许多咨询师本人的主观经验和想法。这些主观的经验和想法也有其发展脉络和意义,但一旦我们带着这些未经检视的主观想法去咨询时,就会不经意地复制自己的价值观,剥夺来访者的价值空间和流动性。尤其当咨询师本身的生命经验存在困难的地方,并且未曾有机会去观照,自己有着心理负担,这时尤其容易被来访者类似的议题卡住,无法轻松地允许来访者探索他自己的路。当咨询师有机会成长,通过反思,从被卡住到明了再到自在解放,来访者也才能有解放的空间与属于自己的成长。所以自我成长和关系中的成长是咨询师要持续面对的议题。我已过中年,但也仍在不断努力,以此和大家共勉。

## 第八章

# 建立学习咨询的支持与回馈系统

在祖国大陆讲学已经12年了。在这些年里,一方面被大家热切想学好咨询和心理学的愿望感动,另一方面也感受到大家在学咨询过程里的辛苦与不容易。因为能够陪伴大家学咨询做咨询的督导资源尚在建构当中,除了极少数在研究所的人(高校、医院)和坊间咨询师遇到有经验的合格督导师,大部分的人在学习咨询的过程里没有督导的支持与陪伴。实际上,学术界的督导制度与研究也极缺乏。因此,这几年我常在思索如何在祖国大陆现有的资源和环境里去创造和经营可行的支持系统。接下来要分享的是我在美国学术界的研究所里的训练和教学,希望可以转化为大家可用的互相陪伴的思维、操作和技巧,而且希望能尽量贴近大家"在地性"的生活和脉络,当然我也会把伦理观融入到我的分享。

## 同辈督导：理解咨询意图，见证咨询困境

咨询是一件非常有意义的事情，也会不断提升咨询师的个人成长，但它牵涉的范围和细节也非常的博大精深。要把咨询学好学透，绝对是无法快速达到的，它势必要经历一些反刍过程和感悟，才能逐步累积，让个体成长为一个能帮助来访者的咨询师。在这样逐步探索的过程里，每一位学习咨询的人在咨询工作里一定多多少少都会遇到不同的障碍和困境。这些障碍和困境其实都非常重要，因为通过反思和探索这些挑战，咨询师更能理解这些挑战的源头、发展的脉络，以及面对这些挑战的必备技巧。当这些挑战都有机会被表达、被思考，咨询师就会有更多累进式的成长。如果一个个案接着一个个案地做，没有太多机会去关照每个个案工作背后带来的挑战和学习是什么，可能长期下来的累积就足以累垮原本满腔热情的新手，失去了通过挑战成长的机会。

虽然坊间个别督导的资源较少，但我越来越感受到团体的力量。一群热爱咨询，或热爱咨询的某一学派、某种理论的人可以定期聚在一起讨论，是一件非常好非常难得的事。在这种同辈团体群聚在一起陪伴彼此学习咨询的过程里，有两件事是当务之急，可以好好去做。第一件事是尽量弄清咨询师问话背后的意图，而不去评价他问话问得好不好。

## 第八章　建立学习咨询的支持与回馈系统

在很多互相陪伴的团体里，有时人们会遇到挫折，问不下去了，被卡住了。这个被卡住往往和问话者内在的想法有关联，他觉得对方某个地方有错误。当我们试着放下想矫正或想给出答案的念头，去好奇，对话才可走下去，被陪伴的咨询师才有机会说出更多自己"问话"的内在声音和想法。这是一种沉淀，也是一种理解。当我在美国对心理学博士班的学生进行督导时，教授都在引进意图式（Intentional）督导和学生工作，不再急着给学生答案，而是陪伴学生在被好奇的过程里去反思自己，带来更多贴近自己的成长。博士班里的学生特别喜欢这种意图式的督导，因为他们有了更多机会和空间去思考探索，而非被动或受制于权威，无奈地去接受教授专家的想法。

在意图式的同辈督导团体里，大家可以探索如何建立好奇的氛围，在分享个案的工作和故事里，对自己和彼此"为何要如此问"做更多深入的理解。这种问话会陪伴咨询师更靠近自己内在的核心价值观和信念，在理解中能更拓展个案工作的视野。我也多次在工作坊里让学员进行小团体的同辈意图式督导练习，学员们回应这种练习特别好用，收获也特别丰富。

同辈团体意图式督导的步骤：

（1）团体共同聆听提案咨询师做个案的故事和主要的困扰；
（2）在聆听中试着去贴近提案咨询师想被听见的是什么；

（3）在聆听中贴近，试着去好奇提案咨询师不同想法的由来、用意和渴望；

（4）团体多对提案咨询师进行好奇式地提问，让提案咨询师好好地被聆听，顺利地说完想说的话；

（5）在结束时，可以问提案咨询师通过此次意图式的理解与对话，他对个案工作的新的理解是什么？

（6）结束时，团体其他成员可分享各自对个案的想法和看法，但仅供提案咨询师参考，提案咨询师可以不同意，但若有帮助，提案咨询师也可说说有帮助的地方是什么。

在这样的意图式督导中，团体的角色是聆听与问话，不是给答案或分析，把对个案的想法剖析的权力归还给提案咨询师。目标不是解决问题，而是陪伴咨询师对个案工作进行反思，进而成长。美国人研究多年的督导理论里提到，督导不再是给咨询师答案或帮咨询师做个案的角色，更多应是陪伴咨询师发展让他成长为他渴望成为的咨询师的人。

我越来越感受到构建好的同辈督导资源平台是件非常有价值的事情，也会是社区里的力量，人们在学习咨询的路途里也就不会那么孤单，有一些伙伴彼此陪伴着往前行。

近年我陆陆续续开始在祖国大陆和台湾做同辈督导的工作坊，教大家怎么陪伴彼此，而且这种陪伴还不用交费，可以省钱；不然一般情况下督导是要付费的，且会高于一般咨询收费。

## 第八章　建立学习咨询的支持与回馈系统

　　同辈督导可以做的第二件事情，就是见证彼此在咨询里的困境。诚如我之前所说，做咨询一定会遇到困境和挑战，当我们有机会陪伴提案咨询师厘清个案工作背后的意图，就会带给咨询师力量，另外我们也可对困境做一些见证的工作。

　　我发现当咨询师遇到困难时，往往会内化为"我是失败的咨询师"或"我做得不好"，这些标签式的想法往往会让咨询师很无力、很痛苦。我想除了意图式的同辈团体督导，去看困境是怎么来的，背后的意义是什么之外，也可试着去见证困境，见证主要的方向可以包括：

- 在困境中做咨询最不容易的地方是什么？
- 虽然遇到困境很辛苦，是什么支撑你继续做个案工作的？
- 愿意撑在那儿继续陪伴来访者，你很宝贵的方面是什么？
- 你在困境中的体悟和学习是什么？
- 你将如何感谢在困境中愿意去体验和学习的自己？
- 上面的这些对话会如何陪着你去和咨询中可能会遇到的困境同在？
- 团体中其他的咨询师从这位谈困境的咨询师身上学到最多的是什么？

　　我想在意图式的同辈督导和见证彼此咨询的困境的陪伴下，咨询师会对自己做咨询有更多的体悟，进而获得成长，也会看到

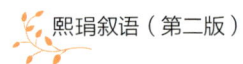

自己和团队更多的力量。如此一来，做咨询才不会变得太煎熬。

我在前面章节提及，在同辈督导这部分中会多说些可以如何陪伴彼此整合理论与个案的实务、面对生活中的挑战和议题。在我的训练和实务工作里，总是一而再、再而三地看到好奇的问话带给人们更多新的理解和可能性。因此，我会邀请组织同辈督导的咨询师伙伴们，试着去对彼此理论与个案实务的整合有更多的好奇。可以采用的问话如下，但也不限于此：

- 在学习的那么多咨询理论里，有哪些和你是较有共鸣的？
- 这些共鸣和你珍惜重视的内在价值有哪些联结？
- 你希望如何把这些共鸣展现在实际工作中？
- 可能会遇到什么困难？你想如何陪伴这些困难，从而让共鸣理念不受阻地展现在你的咨询实践中。
- 当个案咨询的不同维度更靠近你渴望的理念和价值时，你会如何看待自己？

同辈督导可以做许多事去陪伴彼此建构咨询事业的强度与力量。至于同辈间陪伴彼此面对生活中的挑战和议题，可以参考第七章"咨询师的自我和关系"中我列出的问话，通过同辈陪伴，彼此在自我及关系上的成长也是极其有意义的。

另外也可以这么地去陪伴同辈间的生活，以聆听好奇为主，建议和分析则不是重点。通过团体对彼此的关心，打开团体的生

活陪伴对话空间,给彼此故事声音的流动带来最大力度的支持:

"今天有谁想好好被听见?"

"今天谁有卡住的故事需要疏通疏通?"

"你希望团体怎么听比较有帮助?"

"你对团体有什么期待?"

"说完这个故事之后,你现在有什么新的感想?"(当主角的故事说了告一段落后,可以这么问主角)"

"对于自己愿意去说出这个故事,试着去理解、整理、反思(也许答案不会马上出现),自己最感谢的地方是什么?"(还可以多想想更多的问话)

当然也不能勉强,每个同辈团体都有其特色,需求也不同。先以专业强度的陪伴为基底,生活议题的陪伴就再看情况了,或另找不同的社群团体去陪伴自己,也是另一个可能性。在西方的专业伦理观里,同辈团体中的咨询师可以互谈个案,但不会去谈各自的生活。一般找朋友或专业咨询师讨论生活挑战,避免关系模糊和不必要的伤害。大家知道有这些情况,就看怎么做较适合了,尤其是对生活挑战的陪伴这一块。

如果同辈督导期间,任何人感觉不舒服,但又不好说,该怎么办?这是个充满挑战的时刻,偶而会发生,那到底如何是好?首先团体一开始就要商量,不舒服的对话空间可以如何打开,而非压抑。我的经验告诉我，不判断谁对谁错，用外化、中性、不指责的思维来谈话，抱着好奇心来理解彼此，且愿意为大家的关系做努力，这样更可能打开对话的空间。例如：

"今天在谈话期间，我有些不太舒服的地方想说一说，也许我有误解，你们可以听我说说吗？"

"大家听了我的分享，不知有何感想，我还想多知道一些大家的想法。"

愿意为同辈难得的关系做努力，增进彼此的理解，而非任由误解或不舒服影响彼此的关系，这样的意图对同辈关系的成长有着长远的影响。

### 自我督导：录音、录像、逐字稿

一般来讲，因为时间的限制，个别督导或同辈团体督导大概都很难陪伴咨询师每个个案的工作——或是更实际来说——对想探讨的所有个案进行反思，因此在有限的资源条件下我们可试着去自我督导。自我督导也是有方法的，用恰当的方法自我督导，还是会有很多成长的。

我在美国念咨询心理学硕士时，教授在督导时总是要听我

## 第八章　建立学习咨询的支持与回馈系统

们做个案咨询的录音或看根据录音誊写出来的逐字稿。在听录音时，教授有时会问我们最想被听到的是哪一段，再根据听到的东西进行督导。教授总会听到我听不到的东西，这让我特别有收获。有时教授也会看我们的逐字稿，去和我们探索咨询工作背后可能的东西，这样学习收获也很多。我们进行的是小团体督导，大家轮流报告。不管是自己还是同学报告，总会觉得时间不够用，因此教授建议我们去听自己的访谈录音，或研究自己的访谈逐字稿。我本来觉得应该有教授点评，才会有最大的收获，所以刚开始对于自己听自己的录音、看自己的逐字稿是抱着怀疑的心态的。等到亲自听录音、看逐字稿，才发现原来参与本身就会带来极大的震撼和反思。

我往往在听录音时会跟自己说"啊呀！我怎么没听懂个案在说什么"或"我怎么在用我的主观意识在工作，而没贴近来访者想表达的故事"或是"啊呀！我好像在胡说八道"或"这段挺顺的"诸如此类的感触。然后我会想是什么让我没听懂，我该如何面对我的主观意识，下回遇到类似的情况我该怎么办，没做好的地方我该怎么弥补。许许多多的想法就在听录音看逐字稿的过程里萦绕。我发现录音逐字稿就像原始的食材，总能展露最真实的面貌，刺激着咨询师对个案中对话工作的思考，这一点真的很重要，也是学习咨询里不可缺少的踏踏实实的过程。

后来在博士班里念的是家庭与婚姻治疗，不再是和来访者一对一的工作，而是和系统工作。录音已不足以代表工作的难度与

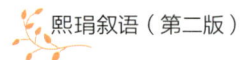

复杂程度,因此录像成了家庭与婚姻咨询师训练里必备的工具,除了每周教授定期单面镜后的现场督导,在每周的团体督导课程里,学生要轮流放自己做家庭咨询的录像给教授看。教授不只看我们如何与家庭里的不同成员工作,也看家庭成员间如何互动,这非常的好玩有趣,当然也极有挑战性,还可以学习到许多东西。教授也建议我们看自己工作的录像,我在观看自己做家庭与婚姻咨询的录像后,有许多的反思、觉察和收获,对于接下来如何再和相同的家庭工作有了更清楚的方向和反思。有时看自己做咨询的样子会不好意思,或觉得自己说的话不可思议的幼稚。总之看录像自我督导也特别的有收获,很珍惜那样扎扎实实学习的过程。

在国外的多年教学里,我也总是鼓励学生多录像、录音或写逐字稿,将这些作为检视自己的工具。回台湾后,我也经常鼓励学生如此学习,尤其当身边没有督导陪伴时,自我督导就更珍贵了。这点特别适合祖国大陆现在缺乏督导制度的情况,因为这样去贴近自己做咨询的过程,是一种真真实实的面对,也会真真实实地累积咨询师的实力和做咨询的经验厚度,是任何其他方法都无法取代的。

录音、录像、打逐字稿,甚至截录手机上的短信对话逐字稿,都会涉及咨询伦理守则的保密问题。一般来讲,我们必须征得来访者的同意才可录音、录像,而且负责任地要对来访者说明这些录音、录像是为了学习所用,只有自己和督导以及学习的群体会

## 第八章　建立学习咨询的支持与回馈系统

看到,普通人是不会看到的(若学习的群体在观看录像或聆听录音时发现他们认识个案中的人,就必须离开现场,不能再继续观看录像、聆听录音)。

在正规有制度的机构里都会有一些表格,让来访者签名同意录音或录像。这里咨询师也有保密的法律责任,是在此专业里须遵守的法则。在国外,若人们不遵守此法则,他们的咨询执照是会被取消的,后果相当严重,这也显现国外对保护来访者权利的严谨和重视。如果将对话打成逐字稿,同样也涉及隐私保护。一般而言,我们会告诉来访者录像、录音在多久后会销毁。另外这些录音、录像通常都要锁在机构里的柜子,外人是拿不到、看不到的。现在越来越多的人通过计算机做视频咨询,或用手机发短信做咨询,高科技的世界下咨询伦理观的制度建构也是很值得探索的另一面。

若要在咨询现场外和督导或同辈团体讨论个案,一定要让来访者知道,也让他知道这是专业的学习,和一般闲话家常是很不同的,如果他本人很为难,也可以和他讨论为难之处。通常告诉来访者会把督导和团体讨论的结果带回来和他分享,他会觉得自己是被包含在对话系统内,而非被排斥在对话系统外的,他也较能接受自己的故事被督导的过程,也会对督导对话好奇,想要参与其中。

录音、逐字稿、录像(征求来访者的同意,告诉他/她你在进行同辈督导,促进咨询工作,但同辈团体会予以保密)其实放

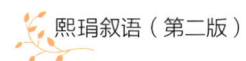

在同辈督导里也会很好，大家彼此分享，听录音、看逐字稿、看录像，大家共同对分享档案的咨询师进行好奇的对话，这对咨询师也是很大的支持。

**如何与咨询中负面的内在声音对话**

在初期学做咨询的过程里，因为咨询的复杂性、挑战性和困难程度，咨询师往往会有一些负面的感触夹杂在其中，例如自我怀疑、没有信心、焦虑、着急、惶恐、挫败、无力、感到没有价值等。在我多年督导海内外的咨询师的经验里，我发现这些负面声音的背后其实蕴含了咨询师内在满满的心意、信念、价值观和渴望。现在的我珍惜咨询师这些内在负面的声音，也常在想我可以如何在内在负面的声音里开启更多的对话空间。

我想最好的珍惜就是去好奇这些内在负面声音的根源，好奇这些负面的内在声音背后的渴望或善意是什么，然后试着去询问咨询师是如何在负面的内在声音下陪伴支持来访者的；去探究虽然经历负面的内在的声音，但他做咨询的力量是怎么来的。我想当咨询师能用不同的视野去看待这些负面的状态时，就比较不会被这些负面的状态束缚，反而会从这些负面的状态看到自己最重要的想法和力量。

# 第八章 建立学习咨询的支持与回馈系统

## 定期请来访者反馈

我非常喜欢家庭与婚姻治疗里的一个传统,就是会定期请来访者对咨询进行反馈,这个反馈对咨询师未来的咨询有莫大的帮助。咨询师会知道自己哪些地方做得还可以,哪些地方需要改进调整,而且针对不同家庭成员的反应可以做调整,而不单是从咨询师本身的角度来定义咨询是否成功。这种回访的访谈,家庭与婚姻治疗称它为人类学日志(Ethnographic Interview)的访谈。它不仅仅是针对咨询特定的内容做追踪,而且是对咨询整个过程做探索与理解。通常在咨询3～5次后可以做一次回访访谈,结案前也可回访,也可以在咨询的疗程里(例如10次)偶尔去请教来访者(例如10次中第4次、第8次等,可以很有弹性)。

通常这种访谈都是在咨询快结束前5～10分钟进行。可以由咨询师本身来访谈,或是机构或单位里其他的咨询师同事来访谈。通常为了避免来访者想要取悦咨询师,或不好意思说实话,咨询师总是要在一开始就让他知道诚实的反馈才能对咨询师有最大的帮助,而且这个反馈不是拿来让主管做考核,而是要实质上对咨询师有帮助。只有这样咨询师才能有恰当的调整,这是做此类访谈必须注意的地方,否则若只是捡好听的说,而没有实在的反应,那就无法达到这个访谈设计背后的意图了。一般可以请

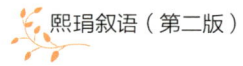

教来访者的问题可能包括以下几点,但也不限于此:

- 你觉得这个咨询空间的设置如何(可以包括光线、空调、布置、椅子、盆栽、画等)?
- 对在我们这个大环境里接待你,来我们这里谈话,你有何体验(可以包括柜台的接待,咨询师的接待,甚至包括预约的过程)?
- 在咨询的过程里,你觉得什么对你较有帮助?
- 在咨询的过程里,你觉得什么对你较没有帮助?若可以给咨询师提建议,你的建议会是什么?
- 还有什么其他关于咨询的部分是我们没想到,但你想告诉我们的?

## 浸泡[1]:学习的社群与支持团体

咨询有太多的东西要学习、反思、整理、对话,因此创造学习的团体,共同定期浸泡在其中,是一件非常重要的事情。不是每个人都有机会就读心理学专业或进入咨询研究所,在研究所里,

---

[1] 浸泡:此词在《现代汉语词典》中的解释为"在液体中泡",在此取其衍生意义。

第八章 建立学习咨询的支持与回馈系统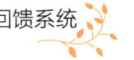

可以和同学们一起长期的共同浸泡。但有许多学习咨询的学员是没有机会读研究生的，因此创造自己的小团体，和一些有共同志向的人共同浸泡，对学习咨询非常有价值。不论是读书会、沙龙、同辈团体督导或是生活共同支持团体，能一群人共同前进是很珍贵的事。可以是三五一群，可以是六九一伙或更小至两人，总是一个开始。学咨询也是一种生命的学习、关系的学习，因此尽可能不要只是自己独力钻研，而是和一群小团体共同浸泡学习。

## 专业督导：网络督导与面对面的督导

如果在学习咨询的路上能有专业督导的陪伴，那就再好不过了。借助现代的计算机科技，通过网络进行督导也会有很大的帮助，尤其这种方式不受空间距离的限制。只是网络伦理也要注意，因为担心有黑客或未知威胁的侵入，网络督导除非有极其安全的设置，否则还是用代号而不用个案真实名字会更好。2005年夏天，我从美国返回台湾定居，有好几年的时间持续在台北给波士顿哈佛大学和剑桥教学医院伴侣和家庭临床中心的家庭婚姻治疗师学生做网络督导。我们是用打字的方法进行的，个案的名字全部以代号替代。人在台湾但还能陪伴学生在咨询工作中走一程，我觉得挺好的。这些家庭婚姻治疗学生们刚开始会担心效果不好，因为他们已经习惯我在波士顿与他们面对面的督导，我

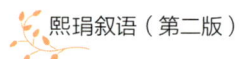

也有些担心，但后来他们都反映网络打字督导让他们放慢节奏，也对自己的咨询工作有了更深刻的体悟和学习。所以如果有机会能有远方的专业网络督导，也会促进咨询专业的发展。网络督导是可以运用到现实中的，只是要留意一些细节和保密的原则。

这几年通过"华夏心理"的安排，我也定期在台北或在北京做网络督导。和不同省份的学员联结，这样特别得好。大家可以探访不同的网络督导资源来陪伴自己，以在咨询的路上有更多的进步和成长。

能有面对面的督导当然更好了，只是督导也是一个专业，需要有训练、理论架构和实践经验。我以前在美国的老师们总是告诉我们要好好选择督导，甚至多比较几位，看谁较适合自己，不能轻易妥协。就像见咨询师也是要选的，比较一些咨询师，再看哪位适合自己、对自己的帮助会更大。当有适合我们理念的督导在身旁定期陪伴我们，检视咨询工作时，咨询的能力会有很大的成长和进步。我在美国的学习一直都有督导的陪伴，学到很多，也减少了许多挫败感。

最后我想说的是，咨询不只是知识和技术的学习，它必须通过许多个案实践的过程来锻炼，让知识、理论、技术融入到我们身上。这些能融入的知识、理论、技术才会活在我们身上，而非只是停留在外表。通过个案实践，咨询也会有长远的发展。希望愿意投身到咨询中的学员们能在咨询的旅程里不只陪伴来访者，且能让自己的生命有所转化与拓展。

## 第九章

## 与不同后现代家庭治疗流派及后现代思潮创始人相遇的故事

### 与后现代家庭治疗大师的故事

在2018年的夏天,回顾过去我和不同后现代家庭治疗大师及后现代思潮创始人相遇的故事,对自己有着极深的意义。后现代家庭治疗学派在美国开始蓬勃发展时,正是我在美国念家庭与婚姻治疗博士期间,也就是20世纪80年代到20世纪90年代初期。我在研究所的学习主要针对不同古典家庭治疗学派如何在哲学观与技术上转换,从认定个人是问题的起源,到家庭系统的不健康状态才是问题的根源所在。当时我带着硕士研究所的学习进入到博士班的学习,内心很是兴奋,我和同学们开始大量学习如何用系统观来评估、诊断、治疗家庭,这和原本以个人为咨询中

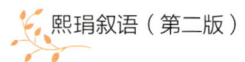

心的观点极为不同。记得那时,我学习时内心特别激动,觉得怎么会有这样来分析家庭的学科,而且古典家庭治疗中整合了人类学、沟通学、工程学、生物学、物理学等学科,我还经常和正在念物理博士的先生讨论量子物理学如何运用到理解观察员的角色上,感觉特别新鲜有趣。

在这个与原本以个人为问题核心极其不同、彻底翻转的学习中,我学习大量的知识、做了大量阅读、用电影作为案例分析,并且开始在双面镜后面做观察员,和博士班的同学们共同探索古典家庭治疗如何运用在实际的家庭案例中。观察一年后,也开始在教授的现场督导下做家庭治疗实习,一方面和家庭成员建立关系,一方面也在试着把自己学到的系统理论用到家庭中。教授现场在单面镜后进行督导,提供反馈意见,让我对如何与家庭工作有了更多专业上的学习和反思。当时的家庭治疗教科书没有后现代家庭治疗学派的内容,我和博士班的同学和教授们都到校园外参加工作坊,或请一些后现代治疗学派的老师们到校园里举办讲座。我是在这样的脉络里开始接触后现代家庭与婚姻治疗的。而这些接触似乎也开启了我后来,也可以说是下半辈子的,对后现代家庭治疗的投入与热爱。

这些学派在介绍到华人的社会中时,首先以前卫的思维方式被了解,之后人们再根据自己服务的对象去运用和发展。近年才逐渐关注如何把这些思维放到家庭治疗中,也是一个属于华人本土化的发展。

## 第九章 与不同后现代家庭治疗流派及后现代思潮创始人相遇的故事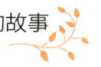

接下来我会一一介绍我和各个后现代家庭与婚姻治疗发起人之间的联结和故事。这些联结对于我是如何成为一个咨询师和家庭婚姻治疗师有着一辈子的深远影响。

### 茵素·伯格

在美求学期间真是个挑战，不只要努力大量学习新知识，把新知识放到脑袋中，还要快速地将其运用在实际的家庭与婚姻咨询中，特别是还需要适应那个华人在美国地位仍不高的年代下跨文化跨语言的挑战。我接触到的专业人士与咨询对象几乎都是白人，当时在西方、在美国家庭和婚姻治疗领域有名的资深老师基本上清一色都是白人，偶而有些黑人和西班牙裔血统的老师，亚裔资深老师是极其罕见的。因此接触到焦点治疗、特别是遇到了来自韩国的茵素·伯格（Insoo Kim Berg）老师，让我不只接触到了家庭与婚姻治疗专业的典范，更在内心有着一份说不出的亲切愉悦感。

原本以为自己第一次遇到茵素老师是1991年，但近日整理自己从美国搬回来的档案夹，才发现原来我第一次见到茵素老师是1989年10月27日，地点在美国西岸的旧金山。当时旧金山刚发生了一个强烈的大地震，美国国家婚姻与家庭治疗学会本来考虑年会是否要如期进行，但后来决定必须支持旧金山，就算参加人数可能会减少，还是要继续在旧金山举办年会。我记得当时我和同学们及教授们都在犹豫是否要去旧金山开会，因为地震太大了，有6.9级左右。许多房子都震歪了，跨海大桥也被震断。我先生的姐姐当时在旧金山24层楼上工作，下午6:00左右，她正准备下班——其他同事都回家了——她一个人在办公室里，经历了办公室上下晃动的恐怖场景，后来她告诉我们她当时都开始怀疑是否自己能活下来。在这种情况下，有不少人后来都决定不去参加这个年会，担心余震及有可能再度出现的大地震。虽然我心里有些害怕，但还是决定去，部分原因也是因为这是我第一次参加美国国家婚姻与家庭治疗学会的年会。

当时看到茵素老师我很开心，参加了她在年会中举办的工作坊，主讲题目是焦点短期治疗。当时焦点短期治疗才推出，是一个很新的学派，大家都很想听听到底这个学派的内容是什么，现场来了很多人。她介绍的概念和技术，都是当时我们从来没听过的，特别振奋人心，让人惊叹原来咨询问话可以紧密地朝着解决之道走，而不必停留在对问题的对话上。当时茵素介绍了例外问话（exception questions）、刻度问话（scaling questions）、奇迹问话（miracle quesions）等，给了大家对问话及问话的意图和视野的全新启发。课程结束时，茵素被大家包围着问问题，我也走到教室的前面，等着和她说说话。轮到我时，茵素亲切地微笑看着我，我介绍自己来自何处、就读的博士班学校，告诉她我觉得她的教学非常有帮助。她也表示感谢我来参加她的课程，祝福我求学顺利。因为后面还有很多人排队等着和茵素谈话，我不便和她谈太久，就暂停在那。当时的我31岁，留着长发，和茵素结下了

## 第九章　与不同后现代家庭治疗流派及后现代思潮创始人相遇的故事

第一次的缘份。

回到学校,同学老师们都在讨论焦点短期治疗以及如何使用它,因为此学派非常新,因此我和当时一块在念博士班的同学多丽丝(Doris)在1991年决定参加短期家庭治疗中心(Brief Family Therapy Center, BFTC)为期一周的焦点治疗课程。BFTC是茵素和她先生史蒂夫(Steve de Shazer)在1978年创立的,他们夫妻和工作团队在此中心研究焦点治疗,也会定期做培训。我们开车从艾奥瓦到美国北方威斯康星州的密尔沃基市接受培训。

多丽丝是位金发的女性,比我大一些,为人特别开朗。有她在,我们大家常会哈哈大笑,因此我特别期待和她同行。她主动建议可以开她的车进行这一长途旅行。多丽丝的腿患有小儿麻痹,平常走路都用电动车带步,她的车经过特别设计,虽然脚比

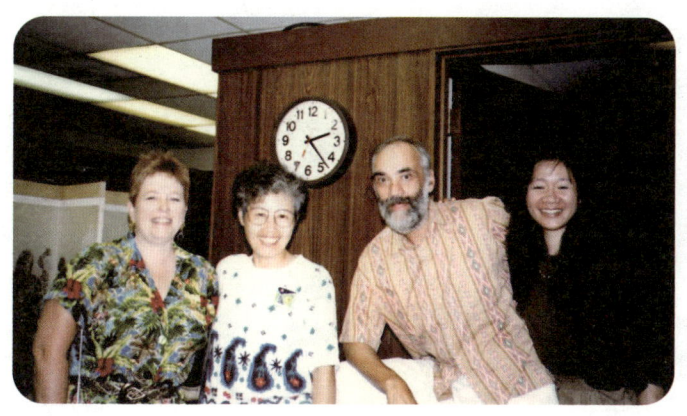

和多丽丝一起参加培训

较没力量,但开车所需的所有重要设备都在她左右手范围内,可以控制自如。她先到我住的已婚研究生宿舍(那是有个小庭院的两层楼建筑,楼下有厨房、餐厅、客厅、小储藏室,二楼有卧房、书房和一套卫浴,作为学生,我们觉得住那还挺舒服的)接我。上了多丽丝那辆美国大车,就踏上了我们的旅程。

在为期一周的训练里,除了茵素的面授,还有 BFTC 团队的助讲(特别有趣的是,我们经常在双面镜的环境中演练和学习)。我们现场看茵素做访谈,也看团队其他老师做访谈,学员待在双面镜的背后观察,等访问结束后再和茵素及团队老师讨论,包括他们是怎么设计对话并进行访谈的,内容非常的丰富精彩。尤其看茵素如何把焦点的理念融入到每一句的问话中,特别让大家佩服。我非常欣赏茵素的访谈技巧与风格,她将每个问题转化为有可能解决的问话,带给人们新的想法和解决之道,这总会让我很感动。他们还请学员做现场访问者,大家一起做观察员、一起讨论。有一回我志愿做访问者,大家给我回馈,过程虽然很紧张,但学到特别丰富的知识。在培训结束时,茵素和史蒂夫夫妇还请我们大家去他们家的院子

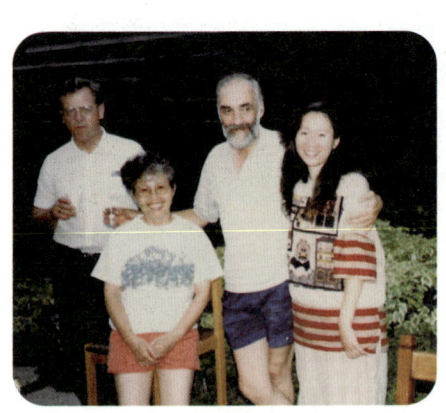

烤肉晚会

## 第九章　与不同后现代家庭治疗流派及后现代思潮创始人相遇的故事

里烤肉,庆祝训练的完成,特别的温暖开心。印象中我们有20多人,茵素穿着居家的短裤,和史蒂夫共同招待我们,那是个令人难忘的夜晚。

1996年,我在波士顿的一个家庭服务单位担任主任,我的团队有10个人左右,我们的工作是进入小区,服务家庭各式的需要,包括家庭危机干预。工作特别的艰巨困难,团队听过焦点治疗,但没人听过茵素的课。我于是带着我的团队,浩浩荡荡地去参加茵素在波士顿举办的工作坊。在这之前我先和茵素用电子邮件联络,让她知道我的团队会来听她的课,她也想多了解我的团队,例如什么部分进行得很好、挣扎又在哪里。我很感谢茵素在忙碌的工作中,愿意和我用电子邮件联络,并试着去理解我

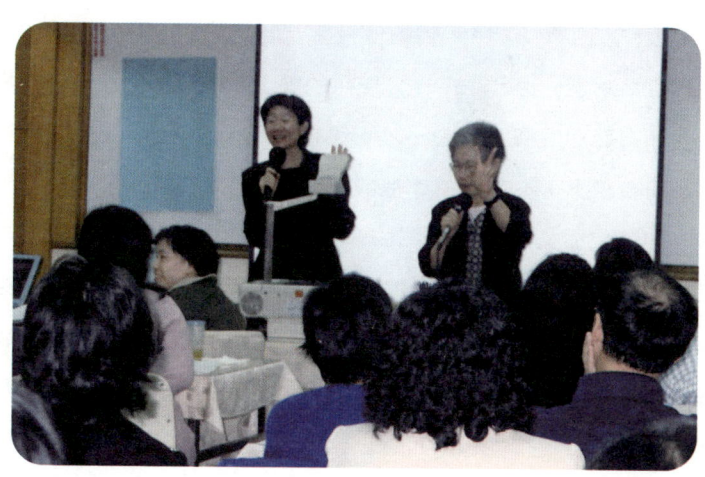

上课

们的团队。在现场,我介绍茵素认识我们多元文化的团队,有黑人、白人、西班牙裔人,还有我这个亚裔人。茵素非常高兴遇到大家,团队也认识了茵素和焦点治疗。回到工作之后,我和团队可以共同使用焦点的语言来讨论如何和个案工作,有了焦点的视野,对于如何面对个案的危机,我们有了更多的启发和灵感,在此特别感谢茵素老师。

2001年,我在美国康涅狄格州哈佛市的一个非营利社区服务单位的门诊中心担任副总裁,属下有40多人,和另外3个负责不同中心的副总裁共同探索如何运营整个组织。写到这里,我想到孩童住宿中心(Residential services)的副总裁布赖恩(Brian),布赖恩当时是一位40多岁的社会工作师,经过多年的努力工作和优秀的表现而升任副总裁,他人特别好,我很喜欢和他聊天、讨论事情。但年轻的他得了严重的肝病,影响了他的记忆和生活功能。我记得在一个炎热的晚上,我们几位同事与领导共同和布赖恩晚餐,坐在一起问候布赖恩,感觉到他的消瘦。当时我问布赖恩可不可以按摩他的手掌,因为那时听到过按摩手掌可以促进气血循环,布赖恩说可以,因此我们大家调整位置,我起来走到布赖恩的身旁,慢慢地把他的右手掌提了起来。我从来没有如此专心按摩过别人的手掌,但在那时就觉得需要做这件事,陪伴布赖恩一下。我问布赖恩我的力道可以吗?他说可以。于是我好好地仔细地按摩布赖恩手掌的每个角落,前后正反来来回回。我很用心地专心按,大家都停下吃饭的动作,专心地与这

## 第九章 与不同后现代家庭治疗流派及后现代思潮创始人相遇的故事

个当下在一起。好好按完一只手，再按另一手，按了很久，我满身大汗，大约按了1小时。布赖恩说他的手掌没有这么被按过，觉得特别舒服，一再感谢我。周围的美国同事和主管也不断感谢我。我当时没有别的想法，只是想在布赖恩生病时给他一个小礼物，一个温暖的小礼物。后来我们还去他家看他，他愈来愈消瘦，大约一年以后就过世了。17年后的今天，我在写这段时，内心还是很触动，也祝福着已离开世界的他。

话说回我在这个组织担任副总裁，服务的个案和家庭都特别困难和复杂。知道茵素老师常和世界各地的社会工作者合作，陪伴社会工作者在困难中建构充满希望的解决之道。因此我向领导建议，应该邀请茵素来我们机构上课。茵素总是支持着大家，也支持着我们。她在2001年6月搭机来到了哈佛市，我亲自开车到百德利机场（Bradley Airport）接她，带她到一个我们特别安排的、非饭店式的温馨而舒服的住宿小屋。我问茵素是想去餐厅吃晚饭，还是去超市买些熟食回来吃。茵素喜欢后者，所以我带着茵素到我平常喜欢的有机超市去买熟食。同为亚洲人，我们似乎对食物有类似的喜好，茵素挑了凉拌海带丝、不同的寿司和一些水果，还买了第二天的早餐。这些轻食都是我喜欢的食物，也感觉到茵素吃的很简单。

回到了住处，我们把盘子拿出来洗一洗，再把买回来的食物放到盘子上，把刀叉摆上，便开始了我们的晚餐。虽然距今已17年了，我仍珍惜地记得那个晚上和茵素共进晚餐时的谈话。我们没有怎么聊焦点治疗,更多聊的是生活。茵素告诉我,她非常想去健身房,锻炼锻炼身体。但因为她常在世界各地上课,要去她家附近的健身房就变得很困难。我问她如何保健,她说她一般都看录像带然后跟着做。我问她这么飞来飞去又该如何让身体得到休息和恢复,她说出远门前以及从外地回到家后,一定会请按摩师到家里帮她按摩。她觉得这样一前一后的按摩对于身体的恢复特别有效。这番谈话让我受益良多。我也告诉她自己的近况,包括是如何接下这个副总裁的工作的,也让她对我们的组织有了更多的了解,好准备第二天的授课。这个晚上的谈话特别放松,更让我感受到茵素的平易近人。

第二天早上我去接她到我们的机构来讲课,机构里的主要干部和第一线工作人员都来参加了这个难得的课程,茵素为我们机构量身定做了那天的课程,贴近大家工作的脉络,希望对大家有帮助。我还保留着当天的笔记,现在看到都很感动。原本希望茵素可以多讲几天,但当时因各方面因素,茵素讲完一天的课,便搭晚上的飞机离开了。

在2001年的年末,我推荐台北张老师基金会邀请茵素到台湾,我也专门从工作中自美国赶回来替茵素翻译,希望可以支持茵素在台湾的讲课。此时我认识茵素已12年了,和茵素在一起工作特别亲切、舒服。我喜欢替茵素翻译,她思路清晰,缓缓道来,让翻译者觉得特别自在。茵素在现场也做了好几个访谈,让台湾的咨询师亲身体验这种不同思路的对话,是个特别好的机会。让

## 第九章 与不同后现代家庭治疗流派及后现代思潮创始人相遇的故事

我印象很深刻的是她在课堂上偶而会请我补充一下,我问她我可以吗?她说我用中文和大家说,大家会更亲切。很感谢茵素的信任,给我这些机会。晚上当然要加一节按摩让她恢复体力。

茵素老师常会脱下鞋来,穿着飞机上的菊色棉袜上课,特别鲜艳可爱。下课她喜欢走走路,伸展身体。我觉得茵素对身体是很照顾的,也提醒着周围较年轻的我们要注意身体呀!

2003年的秋冬交会之际,台北张老师基金会又再度邀请茵素来做3天的工作坊,我也再次做茵素的翻译。在工作坊的前一晚的深夜,我婆婆往生了,我和先生及先生的家人在医院念经祝祷婆婆的离开。到了凌晨,我很挣扎是否应取消翻译工作陪伴先生、家人,和婆婆在一起。这是一个很困难的决定,尤其对作为媳妇的我来说。感谢先生的家人,他们说我的婆婆会希望我去翻译,不耽误大家的学习。因此一大清早我用医院蓝色的电话打给办理工作坊的负责人,告诉她我家里发生的事,但家人支持我去翻译。我请她告诉茵素一声,另外我需要一点课堂时间和大家说说话,负责人说可以的。

没多久,我搭出租车来到了工作坊的现场,还没梳洗且穿着素衣。茵素给了我一个大大的拥抱,然后问红着眼睛的我"你确定可以翻译吗?"("Are you sure you can do this?"),我告诉茵素,我婆婆也会希望我可以来翻译的。我请茵素在开场时给我一点时间,让我和大家说说话,然后再开始课程。茵素表示没有问题。我告诉在场的学员发生了什么事,有着家人的支持,我来到了现场。我婆婆人很好，总是乐于助人，她在活着的时候总会告诉我，我做这行特别好，可以帮助他人。婆婆也会希望我来翻译，不要影响到大家的学习。我邀请现场的学员用他们可以的方式祝福我往生的婆婆，佛教徒可以念些经来祝福，基督徒可以祷告，没有宗教信仰可以用自然的方式祝福。我们都闭眼祝福我的婆婆，现场一片祥和温暖，几分钟后我们张开眼睛，开始了课程。我也告诉大家，如果我不时落泪，请大家包容。我觉得茵素和大家都与我同在，这让我可以好好地翻译。3天的课程都很顺利地进行了，也让我体验到在死亡中的温暖和大家的宽容，感谢茵素老师，也感谢当时参与的学员。

在帮茵素翻译的几年中，每当我利用休假探亲的机会，从美国回到台湾，总有着许多邀约请我教授短期焦点治疗。记得当时有少年法院、社服机构和咨询机构等的邀约，这是接近20年前的事了。对焦点治疗我有很深的情感，虽然后来我比较少专注在焦点治疗的训练上。

2006年年初，茵素再次来到台湾讲课，这是茵素的先生史蒂夫过世半年后。2005年我和先生从美国搬回台湾，因白天有事，无法参加茵素的课，也无法帮忙翻译，但事先和茵素联络说想与她共进晚餐。我带茵素到台北一个安静的中式餐厅吃饭聊天，茵素和我分享她与史蒂夫各自到不同的国家讲课的故事。在2005年9月，在北欧做培训的她接到奥地利的电话，告诉她史蒂夫在飞往奥地利的途中身体不适，落地后试着抢救但没有成功，人已过

## 第九章 与不同后现代家庭治疗流派及后现代思潮创始人相遇的故事

世了。茵素立即取消了她的课,飞往奥地利。她说在国外过世要回到自己的国家安葬必须经历一个复杂的申请过程,她好不容易办好手续才能带史蒂夫的骨灰回家。茵素和史蒂夫的感情特别好,史蒂夫走后,茵素说她自己抑郁了半年,但觉得不能如此过日子。就告诉自己必须走出来。这一次来到台北,正是她试着走出来的开始。茵素的诚恳分享让我很是感动,她真实地表达失去丈夫的感受,也去想如何往前走。茵素是世界级的大师,在遇到这么大的失落时,能给自己时间空间去体会这些如实的感受,让我特别的敬佩。我也告诉她我搬回台湾的原因和故事,让她理解我的变化。我们共度了一个非常温暖的晚上,当时的我不知道这是我见茵素最后的一面。2007年1月初,也就是在我见她之后的1年左右,我听到茵素老师过世的消息,让我非常震惊。但当知道她是在健身房的蒸汽室中过世,在悲伤中我也替她高兴,她终于可以去健身房了。台北一些认识茵素的朋友都特别难过,我们还聚在一起谈谈茵素,祝福并感谢她。

茵素是第一个开启我后现代对话理念的启蒙老师,她引我入门。她曾告诉我们,她年轻时接受了很多精神分析的训练,但她觉得对问题的分析花了太多时间,难道没有别的方式来看问题吗?在那个时代她看不到别的方法,因此和她的先生史蒂夫及团队开创了短期焦点治疗,距今也40年了。如果她还在,现在也要84岁了,真的很感谢她。以前每次碰到她,她都会提到她每个月亲自去密歇根州和社会工作者一同做家庭访问。我觉得不论她在这个领域多有声望，都是一个踏踏实实的人，茵素永远都会活在我的内心里，谢谢茵素！

### 麦克·怀特

麦克·怀特（Michael White）首度受邀参加1989年在美国旧金山举办的家庭和婚姻治疗学会大会，分享叙事治疗。但当时美国家庭和婚姻治疗学术界对来自澳大利亚的麦克还不熟悉，我也错过了这次可以聆听他课的机会。我第一次上麦克的课是1992年，麦克来到了艾奥瓦州的艾奥瓦市（Iowa City），正在艾奥瓦州立大学念家庭与婚姻治疗博士班的我和教授同学们浩浩荡荡地一起开了一个半小时左右的车来聆听麦克的课。我们都是第一次听麦克讲课，2天的工作坊的主题是"改写生命故事和关系（Reauthoring lives & relationships）"。麦克介绍外化的会话、解构被问题充塞的故事、替代蓝图的改写、疗愈信件写作、见证团队等主题，内容非常特别，刺激人心。尤其是他分享的案例，让人感动不已。他和一个有自杀倾向的30岁左右的女性个案工作，这位女性会伤害自己，关系中有很多失败，童年曾被严重性侵。麦克会问这位女性"恨自己是如何让她脆弱的？"（How self-hate make her vulnerable?）"对自己的恨意是怎么重塑她的？"（How does self-hate recruit her?）。当时我和同学们，还有乔安宁教授都非常专心地听这种从来没有听到过的外化问题的思维。26年后，我再去看这些问话时，内心仍然被这种去病理化的思维

## 第九章　与不同后现代家庭治疗流派及后现代思潮创始人相遇的故事

深深感动。我特别欣赏这种充满着慈悲心的问话,也种下了接着不断用叙事来陪伴人们的种子。这也是我第一次听他谈到福柯哲学的概念,开启了我对福柯的好奇和尊重。

当时麦克很年轻,大约43岁,稍微有些壮,穿着夏威夷式的大花衬衫,讲着一口带着澳大利亚腔的英语,人特别随和亲切。我们大家在课间休息时都会去前台和他小聊一下,合个影,这也结下了我和专业生命中非常重要的导师的缘份。突然想起,后来怎么见到他时都穿的是黑衬衫,不再穿花衬衫,而且瘦了好多,没像以前那么壮。感觉到麦克的生命一定有些改变,虽然感觉还是挺好的。

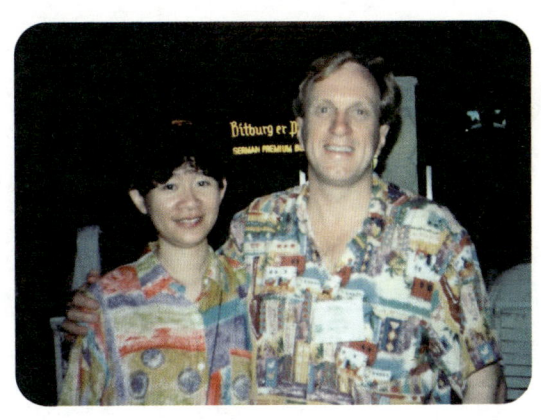

和穿花衬衫的麦克合照

1993年底,我和先生拿到博士学位后便搬去美国东岸的波士顿。先生到当地麻省理工学院做博士后研究,接着在学院的材料中心做研究科学家,我们便定居在波士顿。到了波士顿,我发现麦克和当地的剑桥家庭中心(Family Institute of Cambridge,简称FIC)有着非常好的关系,麦克会定期从澳大利亚过来教学,分享他最新的想法和创意。FIC当时坐落在离哈佛大学车程10分钟的水城(Watertown),为波士顿当地提供了许多家庭治疗相关的培训,从早期的策略结构学派到后来的叙事及多元文化的培训,不同的时代反映不同的需求,新的学派也不断在发展。叙事治疗后来也成为FIC主要的训练项目,FIC组织中的许多专家老师也都以教授和实践叙事为核心项目。我也陆续参加了FIC提供的叙事课程,并且在1997年获得奖学金参加了Sallyann Roth & Kaethe Weingarten举办的叙事一年期课程。当时的我在一个非营利组织担任高风险家庭工作团队的主任,工作特别艰辛、充满挑战。能参加这个长期的叙事工作坊,对于我督导、陪伴组织中的同事及个案工作,都有非常大的支持和帮助,非常感谢Sallyann & Kaethe的厚爱。

在1994—2005年夏天我回到台湾前,麦克陆续来到波士顿多次。麦克经常从南半球遥远的澳大利亚飞到世界各地讲课,飞机经常都要飞三十几个小时,而且第二天就上课,特别的不容易。因为他在全世界的培训行程很满,所以当时能来波士顿,我们都非常珍惜,不愿错过任何一次可以听到麦克的课的机会。麦

## 第九章 与不同后现代家庭治疗流派及后现代思潮创始人相遇的故事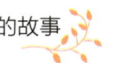

克上课总会谈到他的女儿,可以感受到他的父爱。虽然记不得他说了什么,但谈及女儿时,他脸上温和的表情让人记忆犹新,很是感人。

1997年3月,麦克再次到波士顿讲课。几天前他骑自行车时刚出了车祸,但仍然搭了三十几个小时的飞机来到了波士顿,并且第二天就开始上课。他虽然出了车祸,一只腿上打着石膏,仍旧拄着拐杖来给大家上课。当时来了300多人,大家都很感动,麦克的敬业精神,让大家印象深刻。他的课总是丰富精彩、直抵人心,但在下午时,我逐渐感觉到麦克的疲惫,看到他苍白的脸色。在那之前我上过麦克几次课,从没看到他这么累过。心想麦克出了车祸实在应该多休息的,可是还在上课,真的是辛苦他了。

第二天一大早,我提早开车到哈佛大学附近的一个小区超市,把车停好然后走进超市。超市总卖着新鲜美丽的花朵,我一眼看见了想买的花——紫色的郁金香。不久前我才阅读到不同色彩对人有不同的帮助,对身心最有疗愈功能的颜色是紫色。我想试试看紫色的郁金香是否能对出了车祸的麦克有所帮助。于是我欣喜地买了12朵紫色郁金香送到上课的教室。

到了现场,我把从家里带的花瓶装上了水,把花插到花瓶中,走到前台,大家都眼睛发亮地看着这瓶花。我把花放在前台的高脚桌上,一会儿麦克来到了会场,我告诉他希望这些花可以陪伴他今天的课程。当时我在美国的称呼是C.J.,所以麦克带着他特有的澳大利亚腔说"C.J.,这花实在太棒了!谢谢你!"("C.J.,

This is fantastic! Thank you!"），然后给我一个拥抱。我看着麦克在紫色郁金香旁讲课，一方面大量学习他讲课的内容，一方面也观察他的能量，希望花能支持到他。中场休息时，我走到他身旁，问他花对他的帮助如何（"How did it go?"），他说花有帮到他（"It worked.It worked."），我们俩都开心地笑了。到当天下午5:00下课时，麦克昨日的疲惫都没有再出现，结束时麦克一再跟我道谢。我更感谢他在出车祸的情况下仍愿意大老远飞来给我们讲课，花儿们也对他致谢。

麦克曾在聊天时向我提到，他其实热爱和个案工作，并没有那么喜欢做工作坊，但因为要支持杜里奇中心（Dulwich Centre）的运营，他必须定期出门上课。当时我还听他说，有些个案他是不收费的，我觉得麦克也在现实的脉络中去看他可以做什么。这些事情更加加深了我对麦克的敬重。

在波士顿每一次上课都感到特别的滋养。麦克总会提到他发现的新的理论和思考，我们都随着他成长。每年的夏天（南半球的一月）都是麦克读书的季节，他会把阅读中得到的灵感书写下来。因此每次听麦克的课都会听到新的东西，麦克总能从不同领域（例如文学、文化人类学、哲学等）中摘取精华来开发叙事治疗，是个很有创造力的老师。而且他有着大量的个案实践（早期一天会有8～9个家庭，一周做5天个案，个案工作的经验特别扎实），与他新开发的叙事理论相整合，总是让我们非常震撼。我觉得自己很幸运，可以遇到这么好的老师。

## 第九章 与不同后现代家庭治疗流派及后现代思潮创始人相遇的故事

麦克老师的叙事强而有力,但他这个人却温和诚恳。有一次我们一伙人和他在乔治亚州亚特兰大市的街上闲逛(参加他在美国办的国际叙事治疗大会),有一个乞丐向我们要钱,我们大伙都没给,但麦克马上从他的裤袋中掏出了一些铜币给他。那份平凡的生活中的关怀让大家很触动,现在回想起来,每次我上麦克的课,都会问他可不可以抽空和他聊一下,他总是会在下了课后和我坐下来聊一会。虽然我已不记得和他聊什么,但那份交流和关心总是可以支持我去往前走。有一回在 FIC 的培训,我也和麦克约下了课聊一聊,但那回麦克是在发烧的状态下讲课、做局外见证人的访谈,他整个脸都涨红了。大家找药给他吃似乎也没有帮助。我还记得下了课后,麦克向我说对不起,说他人在发烧没法和我谈话。我当然表示没关系,希望他回去好好休息,因为第二天他又要搭飞机到下个城市了。我觉得麦克对大家的付出实在太多了,他真是个在困难中仍然不忘去关怀别人的人,真心感谢麦克!

有一次工作坊结束后,一位学员贝斯邀请麦克和一些朋友到她家共进晚餐,贝斯和她先生凯文都特别热心,我们大家分车去他们坐落在山坡上的家。一共有十多人,贝斯家有个好大的长桌,我们和麦克坐在一起吃着贝斯夫妇替大家准备的丰盛的美国晚餐,有前菜、各式各样的色拉、新鲜的面包、烤鸡排、甜点和红酒。大家敬麦克,敬女主人男主人,也互敬,气氛十分愉快!麦克在贝斯家吃饭时特别放松,我们大家闲话家常,也谈论对叙事

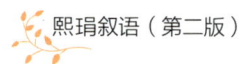

的感想。我是现场唯一的东方人，但也是居住在当地的本地人，很珍惜有这样的时刻，更谢谢贝斯夫妇为大家创造了这个令人难忘的聚会。

2001年3月我推荐台北张老师基金会邀请麦克来台湾讲学，也帮忙联系让这件事可以成行。在此之前，我曾问过麦克如果台湾想邀请他，他会不会来。他告诉我如果要邀请要早一些联络，不然他的时间很容易满档。因此我们很早便和他联络，确认了时间和相关事宜。当时台北有150人来参加他的课程，我担任翻译。麦克的理论非常丰富，虽然当时我对他的理念已经有所了解，但他思路缜密、表达密度非常高，我花了一些心思来调整自己，才成功和麦克的表达共舞。因为对我而言翻译不能费力去思考，而是要找到对的感觉使之流动。我记得翻译开始前几分钟，有一秒钟不专心我就翻译不下去，还得请麦克重新说一次。接着我百分之百专心地翻译了3天，好在台北学员结束时反馈说我的翻译还挺好的，这才不愧对麦克这么好的内容。好的翻译真的很重要，这是17年前比较年轻的我，现在我已经比较少接翻译的工作了。

我和团队共同陪伴了麦克好几天，带他吃台北好吃的东西、上阳明山走步道、在咖啡厅聊天、去他喜欢的按摩，还带他到阳明山泡温泉，大家和麦克在一起特别愉快开心。我当时私底下问他，如果我们再邀请他来台湾，他愿意再来吗？麦克回应说你也可以讲啊！我当时没这么想，但没想到这是麦克唯一一次来台

## 第九章　与不同后现代家庭治疗流派及后现代思潮创始人相遇的故事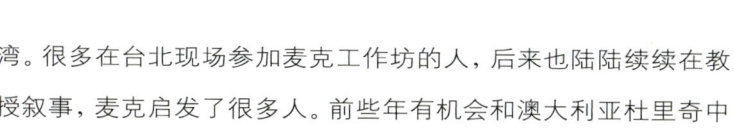

湾。很多在台北现场参加麦克工作坊的人，后来也陆陆续续在教授叙事，麦克启发了很多人。前些年有机会和澳大利亚杜里奇中心的工作人员交流，他们告诉我麦克来台湾上课非常愉快，觉得台湾人温暖热情，我听了也很开心。

2001年，在麦克唯一一次到台湾讲学时，台北心灵工坊出版了麦克在美国的第一本书《故事、知识、权力：叙事治疗的力量》（*Narrative Means to Therapeutic Ends*），书的封面是麦克和戴维·艾普斯顿的照片。记得当麦克拿到书时，他特别喜欢书的封面设计。当时由我协助审阅作序，希望支持麦克作品的第一次中文化。这似乎也开启了我之后推荐不同英文叙事书籍到华人世界的旅程。

2008年4月初我接到好友的电子邮件，告诉我麦克过世了。我实在难以相信，他才59岁呀，怎么会这样。后来才陆续知道麦克在加利福尼亚州圣地亚哥市讲课的第一天晚上和大家吃晚餐时，一点完菜他就昏过去了。大家赶紧做心肺复苏急救、送他去医院。但5天后他还是因为心肌梗塞过世了，全世界学叙事的朋友们都非常不舍。那时我已回到台湾，想着自己也许可以做些什么，非常感谢心灵工坊的支持，我们特别举办了一个追悼会，让大家有机会去感谢麦克。

对我个人而言，我失去了一个非常重要的恩师。过去与麦克除了上课开会的联结，我们有着长期课程的参与，偶尔也会通过邮件讨论一些事情，但这一切我都要说再见了。我有打坐习惯，在那段时间里，我会常常借助打坐祝福麦克，也算是一个小小的心意，谢谢麦克给了我们那么多东西，我们会继续前进！

### 贺琳·安德森

1991年10月31日，贺琳·安德森（Harlene Anderson）来我就读的艾奥瓦州立大学（Iowa State University）家庭与婚姻治疗研究所介绍合作取向治疗，这是我第一次看到贺琳。当时她人到中年，优雅端庄，气质上佳。她介绍的理念，例如"不知"（notknowing）和合作语言系统（collaborative language system），非常的特别、博大精深，我非常喜欢，便开始阅读她的期刊文章。这对我博士论文的研究也起到很深的影响。

贺琳曾在波士顿住过好几年，她在牙买加湖畔曾拥有一栋房子。牙买加湖也是我住在波士顿时很喜欢的地方，我和先生会定期去那散步，感觉非常惬意。贺琳在当地最好的朋友是沙利安·罗斯，也是我敬重的一位资深老师，特别擅长叙事治疗与公共对话。不记得具体是哪一年了，贺琳到波士顿探访老朋友沙利安，然后我也被邀请着一块儿。当时我开车带着贺琳和沙利安在市区里逛，贺琳对波士顿的路很熟，会告诉我路怎么走。然后我们到沙利安家吃晚餐。沙利安家都是木质装潢，特别舒服温馨。之前我和先生也拜访过她家，最让我印象深刻的是，沙利安会大量阅读得诺贝尔奖的作家的书籍，因此和她谈话总会收获很多有趣的东西。

## 第九章 与不同后现代家庭治疗流派及后现代思潮创始人相遇的故事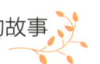

那个晚上,沙利安煮了充满真材实料的什锦海鲜汤招待我们。波士顿的海产非常棒,沙利安与她的伴侣手艺更佳,我们吃得不亦乐乎。还有沙拉、新鲜的面包、甜点,实在太幸福了。可以感受国外的食物与人情温暖,又能和我欣赏的贺琳及沙利安老师吃饭聊天话家常,真是珍贵的回忆。在那次的相聚中,我问贺琳说很想听她的课,但为什么她没在波士顿开课。她说只要有人邀请,她会很愿意来的。之后我都是去外地听贺琳的课,现在想想波士顿位于新英格兰区,心理学主要的发展还是以精神分析、精神动力为主,就算大家想学新的东西,可能主要还是学些健康保险可以覆盖的技术,例如以解决问题为核心的学派、短期焦点治疗等。

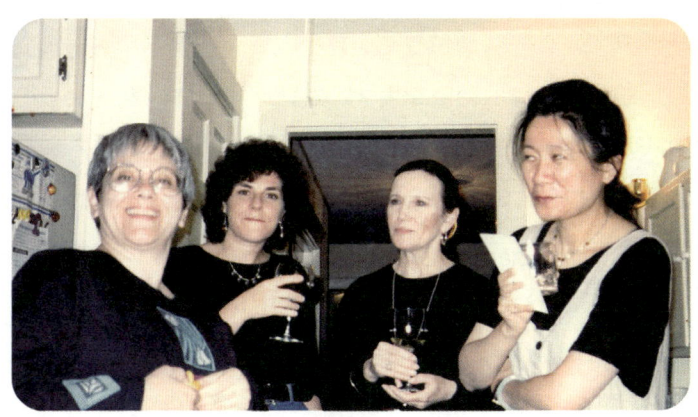

晚餐

在波士顿期间，我工作的组织"新英格兰儿童之家"（New England Home for Little Wanderers，简称 NEHLW）在经历了组织文化变革后，从过去的以儿童为中心（Child-centered）转为以家庭为中心（Family-centered）的运营模式。NEHLW 的执行长吉姆特地让我推荐家庭治疗领域专业里可以做我们机构顾问的大师，当时我就推荐了在得克萨斯州的贺琳。

我和吉姆特别熟，因为他是我和 NEHLW 的一群甄选委员在长达几个月的选聘过程中选出来的。NEHLW 当时已有 100 年历史，在新英格兰区保护照顾孩童这块领域颇具声誉，因此聘请执行长是件很重大的事情。我被邀约参与选择可能领导我们机构如何往前进的执行长，小组委员和吉姆进行了多次会议和交流，最后确认他是最适合的人选。

经历了这个任聘的过程后，我和吉姆关系变得很好。我麻烦吉姆定期请我领导的团队聚餐，以鼓励这支专门做家庭危机干预的团队，鼓舞团队的士气。组织会定期开会，我每次和吉姆开会都特别地开心。吉姆也会定期与我单独吃饭聊天，他曾提醒我说我太爱学习了，其实我已经知道并拥有很多东西了。吉姆和他妻子 2012 年搭游轮经过台湾基隆港，本想和我会面，但很不巧我正好去墨西哥开会错过了。写到这里，甚是想念。他在几年前退休了，希望未来还能如约到马里兰州，有缘份相聚。

在邀请贺琳到 NEHLW 做组织变革的顾问的过程当中，我们通过电子邮件来往交流。她问了我许多重要的问题，让我感受到

## 第九章 与不同后现代家庭治疗流派及后现代思潮创始人相遇的故事

她做事的仔细和用心程度,这让我特别受触动。而且在交流的过程中,她总希望从我们组织的角度和文化看事情。让我充分感受到她倡导的合作取向治疗的精神,也让我更愿意和她多说些、非常想好好和她合作。可惜后来因为机构的一些变动,无法邀请贺琳来做长期顾问,我心里特别过意不去。但对这次交流的过程,我特别珍惜。

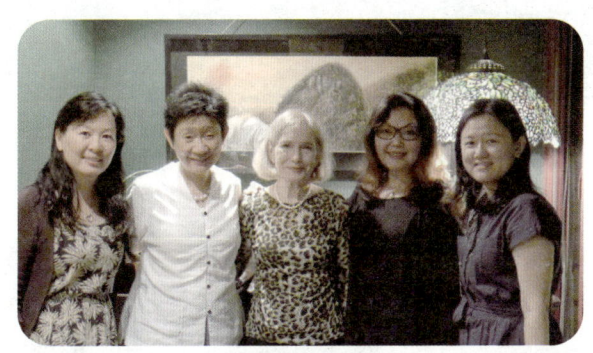

贺琳·安德森(正中)

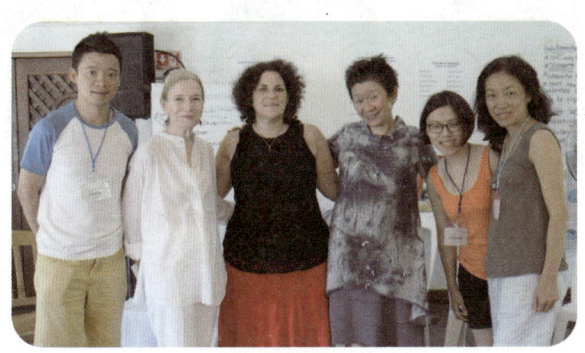

贺琳·安德森(左二)

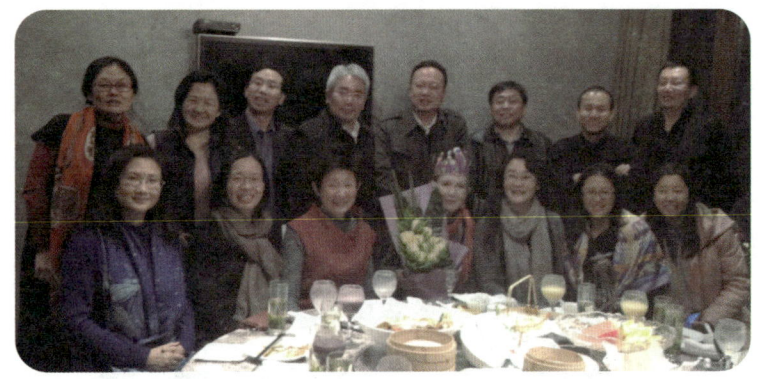

贺琳生日

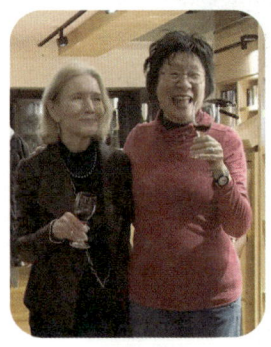

和贺琳喝酒

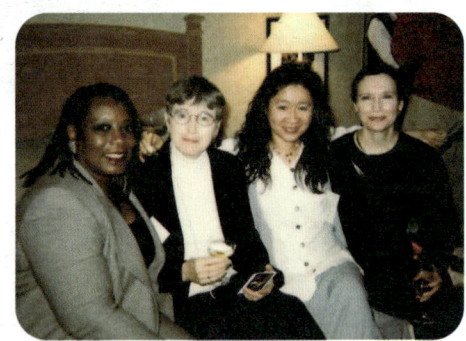

和贺琳及友人

## 第九章 与不同后现代家庭治疗流派及后现代思潮创始人相遇的故事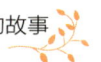

2008年夏天,台北张老师基金会首度邀请贺琳来台北做3天的工作坊。我强烈推荐我在台湾的学生参加贺琳的工作坊。一般我的工作坊行程都很满,但我也取消了自己的课,希望去现场支持贺琳。贺琳希望我可以帮她翻译,但因为我平日课太多,忙不过来,只能推辞,但告诉她我会在现场陪着,让她放心。贺琳的理念中有很多哲学观,有些学生第一次听会听不明白,所以我也会帮忙诠释。这次有九十多人来听课,大家也很好奇合作取向治疗到底是什么。私底下和学员的聊天中,我感受到有些学员对此疗法和他们原来工作哲学如此不同的震撼。非常感谢张老师文化基金会翻译出版了贺琳第一本重要的书《合作取向治疗:对话、语言、可能性》(*Conversation Language and Possibilities: A Postmodern Approach to Therapy*),我为这本书写了推荐序,希望大家从此可以用中文学习合作学派。虽然当时和贺琳不常见面,但不论在美国或在两岸,我在教学中都会推荐、分享她的工作,这也开启了未来我们在两岸的合作,推动了后现代工作。这一次在台北,见到贺琳我特别珍惜、开心。我们一起吃饭,一起到酒吧喝酒,还带她去泰式按摩(可惜后来才发现她不太习惯按摩),带她到我们台北的家看看(她喜欢我们家的设计,也希望她先生大卫以后有机会能来看看),我们长时间的聊天、叙旧,尤其是有许多共同认识的朋友。

2009年年底,台北张老师再次邀请贺琳前来,我仍然取消了原定的课程去现场支持贺琳。好多我认识的朋友和学生都来参加这次工作坊,我内心特别高兴大家可以聆听并享受这么重要、有价值的理论,并用此创造不同的咨询空间和对话。这一次台北张老师文化基金会也同时出版了贺琳第二本重要的书《合作取向实务:造成改变的关系和对话》(Collaborative Therapy: Relationships and Conversations That Make a Difference)。我一直惊叹于后现代的宽广视野,只要自己能到,都愿意去支持后现代的发展。下课时,我会陪着贺琳放松,喝喝小酒,逛逛街,买买衣服,这些和贺琳在一起的时刻总是很珍贵。在这一次见面时,贺琳问我愿不愿意在台湾做国际合作取向认证(International Certificate for Collaborative Practice,简称 ICCP),因为我多年后现代思潮下咨询技术与哲学的积累和背景,贺琳觉得我可以组织这件事,然后由贺琳在休斯敦的机构与陶斯学院共同颁发国际证书。因为大家对合作的喜爱,许多人请她建立认证课程,这样就可以系统地学习,她也在寻找具专业背景的人以方便在当地领导这件事。我很感谢贺琳的看重和邀请,但我觉得自己还没准备好,还需要再想想。贺琳尊重我的决定。

后来贺琳陆续邀请我做她在美国德克萨斯州休斯顿盖瓦斯特中心(Huston Galveston Institute)的特聘教授,以及她负责的网络国际合作取向期刊(International Journal of Collaborative-Dialogic Practice)的国际顾问董事(International Advisory Board),诚挚地邀请我加入她的团队。2010年,我接受贺琳的邀约前往墨西哥坎昆市讨论中国台湾地区参与国际合作取向认

## 第九章  与不同后现代家庭治疗流派及后现代思潮创始人相遇的故事

证一事的细节,和世界各地的同行共同交流。2012年,我第一次参加贺琳在墨西哥举办的国际夏季学院(International Summer Institute,简称ISI)的一周大会,认识了世界各地区喜好合作取向的社群。2013年,我再度参加墨西哥ISI,正式申请中国台湾的ICCP,讨论设计的细节和总部对我们的要求。2013年夏季,中国台湾正式被批准成为亚洲第一个举办ICCP的地方。2013年9月,我在台湾成立茵特森创意对话中心,让ICCP有个可以展开的平台,贺琳是我们中心开幕会的贵宾,也开启了第一场ICCP课程。课程全长共2年2个月,在我的设计和美国总部批准之下,我们扎实地将合作取向与后现代思潮落地生根,学员都非常满意这种国际性的学习。

2012年5月我做了一件事,在知道贺琳会到上海同济大学上2天课的消息后,我决定取消台北的课到上海支持贺琳的工作,为什么我会这么做呢?因为在2007年和2008年,后现代家庭与婚姻治疗大师陆续走了好几位,贺琳是少数健在且仍积极活动的一位。另外,当时她在祖国大陆的推广似乎仍在起步阶段,大家对她的理论不甚熟悉,因此我想用自己的领悟去协助贺琳,传播她的理念。同济大学知道我的心意,特别请我在贺琳课前做一天合作取向的导读课,让大家对合作有更多的了解。我发现这样导读的方式对大家很有帮助,因此后来在2013年秋天,贺琳在上海的2天工作坊、武汉中德心理医院的讲课及2014年在上海的心理学大会,我都全程参与共同陪伴或做重点式翻译。2014年,我也

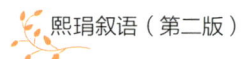

开始陪同贺琳在北京中国科学院讲课，用我的方式去诠释合作学派。到2015年，我进入共同设计课程、陪同讲课及参与访谈的过程。从2012年5月到2015年底这三年半的时间，我全力支持贺琳在祖国大陆的发展，并定期前往墨西哥参加ISI会议，与世界各地联结。这时开始觉得合作取向在祖国大陆有了更好的进展，也有许多年轻一辈加入推广。放眼望去，合作取向已越来越被大家看见并运用。

近年，后现代对话治疗也开始在上海推动一系列后现代思潮的相关工作坊。在2018年的夏天，第一个ICCP的系列课程在祖国大陆正式隆重推出。贺琳前来参加开幕式，举办了第一场工作坊，我们请她谈合作取向在家庭治疗的运用。她在现场访问了2个当地家庭及支持家庭的相关系统，让合作的精神不露痕迹地流淌在对话的过程和细节中。贺琳的合作对话总让人久久不能忘怀。

这几年我常常和贺琳在一起工作，感受到她对于如何与人工作有很多反思和探索。她工作非常努力，珍惜每一分每一秒，热爱思考。和她在一起总有许多的事情可以讨论和学习。她是我学习后现代对话非常重要的一个老师。但随着经常和她在一起，我们的谈话开始从专业迈向生活，这点特别难得。她跟我说她一直以来都很低调，近几年才慢慢有更多的表达，但她发现我比她更低调。记得有一次在上海心理学大会，我们共同讲课，我希望贺琳多说些，我只在适当时补充。因此我选择站在一个角落，希望贺琳做主角。偶而到中间做些画龙点睛的论述，这一次让贺琳感

## 第九章　与不同后现代家庭治疗流派及后现代思潮创始人相遇的故事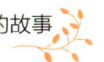

受到了我的低调。我和她在一起的低调，是希望突显她的专业和学识。贺琳喜欢我替她翻译，但我在必要时才会上场，更多还是希望由年轻人来翻译。

贺琳每次出远门总想着给家人朋友带礼物，尤其是圣诞节礼物。因此我们陪着她在上海、武汉、北京逛大街，特别好玩。这几年她逛街时还会替我挑不同场合的衣服，她会带我突破我既有的穿衣风格。有一回在墨西哥夏季学院大会结束的宴会上，我穿上了贺琳在武汉帮我挑的黑色长衬衫外加浅黄色的细皮带，搭上我在台北买的紧身裤。贺琳非常可爱地拉着我把我介绍给周围的朋友，并不断赞叹我穿上这些衣服真好看。然后我们一群女性就在会场上叽叽喳喳地聊起衣服和装扮来，特别自然开心。

近几年我和贺琳有了更多深度的合作，发现贺琳其实很好玩。她有时会在私底下学我上课的样子，我上课时很活泼，而且会有很多动作。她上课时比较严肃，所以她摆出我上课的样子，我们俩会哈哈大笑。贺琳好不容易从美国飞到亚洲分享她的理念，我希望她能愉悦放松。因此我希望好好地陪伴她，让她能够更舒服地给我们分享她身为世界大师的智慧。我非常珍惜贺琳，也感谢她为华人所做的一切。在她已过去的76年的时光里，我们能和她在一起，非常的幸运。

### 汤姆·安德森

在美国时，另外一位让我很触动的老师是挪威的精神科医生汤姆·安德森（Tom Andersen）。他在1991年于美国出版了关于反思性团队的书《反思性的团队：对话及对话本身》(*The Reflecting Team: Dialogues and Dialogues About the Dialogues*)，给了美国家庭与婚姻治疗专业一个新的开始。记得在此书出版前，大概是1990年前后，研究所里的教授邀请了北艾奥瓦大学（University of Northern Iowa）的2位年轻教授和他们的团队到我们所里的单面镜室示范反思性团队的工作反思，这是一个新的对话方式，改变了我们后来与家庭工作的方式。

反思团队的创意是汤姆和他的团队在一个偶然的治疗情境里领悟的，当时一位治疗师已和家庭工作一段时间，觉得治疗有所停滞。汤姆和他的团队在单面镜后观察，突然有了个创新的点子——团队如果可以把彼此对家庭故事的反思讨论分享给家庭，而不是自己关在镜后讨论，不知效果会为何。因此他们决定邀请家庭在镜后聆听镜子另一面团队对家庭的反思的讨论。这需要每个人说出自己内在的感想，邀请多元的声音，不去分析、批评、下结论，让家庭听到各式各样丰富的反思。在这个实验性的反思对话中，他们意外地发现家庭觉得收获特别大。因此汤姆和他的团队开始大量在治疗工作上使用这一方法，也逐渐将此分享到世界各地，并获得了大家的喜爱和关注。1991年，汤姆终于将此整

## 第九章 与不同后现代家庭治疗流派及后现代思潮创始人相遇的故事

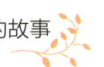

理成书。

第一次见到汤姆是20世纪90年代中期,我参加得克萨斯州的一个大会。这时我已读了他的书,也开始在实务工作和督导中实践这一方法。所以,能见到汤姆,我是很兴奋的。在我想象中,他

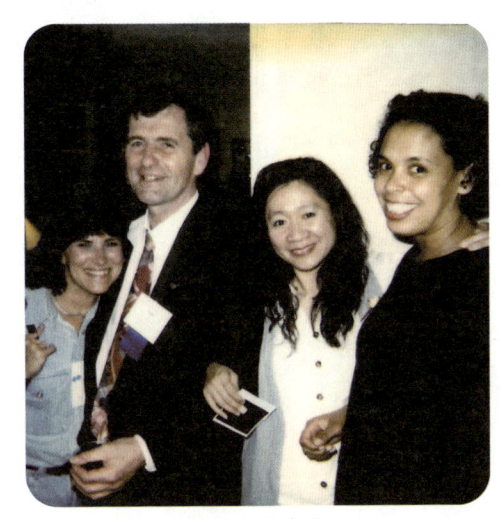

*汤姆·安德森*

一定是个很能表达的人。但当我和好友们与汤姆聊天时,我才讶异到这个人怎么这么安静。他话很少,看起来似乎总是在思考,话也是慢慢的说,和我当时遇到的美国专家大师完全不同。也许这是住在北欧靠近北极的他在不同的地理人文环境下生活所孕育出的特色吧。

美国合作取向早期创办人之一亨利·古利逊(Harry Goolishian)曾问过汤姆,为什么他讲话这么慢呢?我想亨利可能也有些意外,才会去好奇那个"慢"。汤姆回答说,只有慢才会有更多的可能性,而且他一直在思考要如何更慢。近几年我也开始告诉我的学生,虽然大家觉得我很慢,但我其实还想更慢。学生们会说,老师你已够慢了,为什么你还要更慢呢?我说,我担

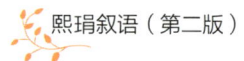

心不够慢会漏掉一些细节，我希望我还能更慢一点，更能陪伴人们品味生活中更多的细节，对自己和生活有更多的理解，进而发现自己更多的资源。我觉得和汤姆有共鸣，而我也会在对话中继续慢下去。在慢中人们会发现更多的宝藏，我相信慢会带来不同的效率和成果，而且可能一辈子都受益无穷。

我特别欣赏汤姆对呼吸的诠释。在访谈中，他甚至会去关注人们的呼吸。他觉得呼吸也是对话中很重要的部分，因此他会去体会人们的呼吸，在呼吸中与人对话。去尊重、贴近呼吸，而不是跨越那个呼吸。他受到按摩经验的影响，对于身体肌肉的紧绷以及如何通过按摩放松很有感触，进而启发了他思考如何通过对话来放松。因此在对话中他也会关注肌肉的紧绷或放松，在问题中肌肉倾向于紧张，但在理解中的肌肉也会开始调整放松。他的工作其实是身心整合的工作，与他谈话身体可能都会有不同的感觉和变化。

西方后现代对话领域中的许多大师都很尊重汤姆，觉得汤姆的思维特别启迪人心。他不只在北欧工作，也常常到南美洲去支持不同的小区计划，深入当地的文化社区。他常常和当地人讨论，我认识一些在南美的欣赏喜欢汤姆的资深对话工作者，只要提起汤姆，他们都表示深深的敬佩和感动。他们说汤姆总会问他们想都想不到的问题，带领他们思考，他就像当地的工作伙伴。这让我特别感动。

我在康涅狄格州家庭儿童村落担任副总裁时，有近2年的

## 第九章 与不同后现代家庭治疗流派及后现代思潮创始人相遇的故事

时间带领我的团队用反思团队的方式进行个案开始的评估对话（evaluation & assessment）。希望通过不同视野的对话，能启动家庭更大的资源。在这种与以往不同的评估对话空间中工作，团队和家庭都觉得充满了希望和创造的可能性。我在台湾长期进行的后现代婚姻与家庭治疗的课程中，也会常常带着学生用这一方式，学生们及被访问的家庭们都有印象深刻的体验。

在汤姆和他的团队还没研发出这一方法时，他们会定期去向意大利的米兰团队学习（古典家庭治疗早期领先开发团队之一），也因此认识了同时去意大利学习的美国家庭婚姻治疗前辈们，像林恩·霍夫曼（Lynn Hoffman）和佩吉·彭（Peggy Penn）。汤姆也因此和他们成为了好朋友，彼此在专业上有很多交流和思想的激荡。汤姆总是在思考和探索如何改善精神科医疗，在北欧产生了极深的影响力。汤姆的思维非常具有前瞻性，而且会刺激人们思考。我觉得他有一份难得的安静中的深刻，如此才能启发他人。

在2000年左右，我参加另一个家庭和婚姻治疗的大会，汤姆和林恩·霍夫曼都有被邀请，一起探索家庭治疗未来的发展及展望。结束后我和汤姆及林恩·霍夫曼聚在一起聊天，我很喜欢和他们在一起。汤姆一如既往安静、缓慢。其实身为东方人，我觉得这样很舒服，这种风格似乎和东方人有些相似。大家理解汤姆的风格，所以和汤姆在一起都会放慢速度，安静地与他在一起。好像有汤姆的地方，就会创造出一个安静放慢的空间，无言地邀请大家进入。这是我在西方多年非常少有的经验，我也特别珍惜

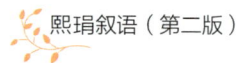

这样的时刻。

而在这次的相会里,汤姆主动表达了一些想法。尚不到70岁的他突然告诉我们,他担心不久后自己将会过世。因为他年纪大了,大家当时都不知要说什么。记得当时马杰瑞·罗伯茨(Marjorie Roberts)也在现场,说觉得汤姆不像是会那么快离开的人。汤姆听了没有说什么,大家都安静的留在那里。虽然这是快二十年前的事了,但那幕场景一直留在我心里,难以忘记。我觉得汤姆是个很真实的人,他诚挚的表达会带动我深度的呼吸。

汤姆对文字如何影响身体有着独到的见解,他在访谈人们时总会留意对话中的文字给他身体带来的感觉,希望这些触动可以转化为开放、好奇的对话。他非常能体会人们心中和身体的苦,总是能和人们的苦做出令人感动的对话。虽然在我在美国的专业生涯和日常生活里,和汤姆的接触及交流比别的后现代对话大师少,但我周围的朋友都会定期飞到挪威参加汤姆安排的一些活动,也会听他们提起参加后的心得和感受,这些经历特别珍贵。当时我也很希望可以到挪威多和汤姆学习,但因缘不足,没有去成。汤姆的工作和对话总能打动我,于是我时常找机会阅读他的作品,体会他对人的深深心意和关怀,我的专业工作也深受他的启发。

2007年5月15日他带着他的狗在挪威奥斯陆附近海边悬崖散步,一不小心跌倒,头部撞到石头落入海里。他的狗一直叫,这才引起附近人的注意,但抢救人员到时,汤姆已过世了,享年71岁。

## 第九章　与不同后现代家庭治疗流派及后现代思潮创始人相遇的故事

我在台湾知道这个消息，内心很是不舍，本来还想有机会请他来华人的世界。但我也知道人生难免会有意外，只有默默祝福他，希望未来有机会再用不同的方式把他的东西介绍给华人世界。

**小结**

能有机会写写我和四位世界级的后现代家庭与婚姻治疗对话实践大师这一二十年的关系的故事，带给我很多的触动和感想。大部分人以为我主要的专业是叙事治疗和家庭婚姻治疗，但其实这四大后现代对话学派对我都有极深的影响。刚好全都在我念博士时接触到这些学派，而那时也是这些学派刚开始发展、被介绍到美国之时。我也随着这些学派在萌芽、在成长。我欣赏这些大师，他们重视的理念带给我很深的共鸣。通过他们，我也更加认识并理解到自己重视的是什么，这份理解让我能更坚定地发展自己认为有价值的工作。希望这些对话的宝藏能开发自己和关系中的生命潜力，感谢这些老师们让我遇见了更多更好的自己，我好幸运！

## 与后现代思潮创始人的故事

随着对后现代对话年复一年的关注和欣赏,近年来我也开始邀请另外两位广受关注、在后现代对话拓展运用方面极具创意的开拓者到我们华人的世界——开放对话的亚科·赛古拉(Jaakko Seikkula)与公共对话的瑞柏·斯登(Robert Stains)。

### 亚科·赛古拉

早在20世纪90年代,我就开始听说来自芬兰的亚科和他团队发展的开放对话(open dialogue)对精神科病人有着突破性的帮助。在20世纪90年代末期,我有机会去美国南方参加一个小型的对话研讨会,会议有大约二三十人,我才第一次见到亚科并和他在同一个团体中共同对话。事隔多年,只记得当时我对他的印象,他人特别文雅,说话慢条斯理,中间有很多的停顿,和我平日相处的美国人很不相同。当时接触的欧洲人不多,因此很好奇是否欧洲人的风格较温文儒雅,和东方人更接近。其实我内心觉得特别舒服、有共鸣,有很长的一段时间,在美国生活和工作会让我觉得自己格格不入,因为我的"慢"和思维方式,老觉得自己和周围的美国同事很不相同。虽然我也会调整自己去适应不同的文化,但总是会费一番力气。虽然我在想法上可以调整得更

## 第九章　与不同后现代家庭治疗流派及后现代思潮创始人相遇的故事

像多数人，但那又不全然是我了。因此来自芬兰的亚科展现自己和表达的方式，更能引起我的共鸣，让我内心似乎也更放松了。还没有机会和亚科分享这一年多前触动内心的事情，也许未来可以和他聊聊这段历史。

在美国的生活节奏是快速紧凑的，我一方面在非营利组织任职主管，负责的内容包括行政、管理、临床督导、持续接个案工作；一方面也在大学研究所里兼职授课。我的主管不理解为什么我已有全职工作，而且工作量也很大的，仍愿意继续开着2小时车去讲课，然后再开2小时车回家。我告诉主管这是因为我热爱教学，为了教自己的专业我是不会放弃的。主管知道我会把工作做好，也放下心来支持我的教学兼职，在我教学时也尽量不打扰我。我觉得在人生中有自己的坚持是踏实的，自己也在不怕辛苦的坚持中逐步前进。我居住的波士顿有着世界著名的哈佛大学、麻省理工学院、波士顿大学、波士顿学院、卫斯理女子学院，这儿也许是世界上博士密度最高的城市之一。我居住的剑桥小区，前后左右90%的邻居拥有博士学位，人文气息特别浓厚。我陆续在距波士顿2小时车程的康涅狄格州圣约翰大学（Saint Joseph University）找到家庭与婚姻治疗研究所以及位于波士顿市区内的马萨诸塞州州立大学（University of Masschusetts in Boston）和马萨诸塞州专业心理学院（Massachusetts School of Professional Psychology）持续教授专业课程，当时能好好教自己的专业，让我觉得非常满足。

在这种工作状态之下，虽然我很想去芬兰听听亚科本人的课，但终究实行起来很困难，再加上自己希望把假期保留下来回台湾看父母家人，因此在美国期间因缘不足，没有机会去芬兰向亚科本人学习。于是我主要还是借助阅读来学习开放对话，也会跟学生谈论开放对话的思维和理念。我希望如果学生在精神科系统中做相关工作，也能试着将开放对话带入其中。

2011年的春天，我终于有机会从台北出发前往芬兰赫尔辛基参加亚科和他的团队组织的对话会议。参加成员主要来自芬兰当地和欧洲地区，也有少许人从南美洲来，我是唯一的亚裔。当时我想多理解开放对话在当地是如何呈现和理解的。印象很深刻的是我参加了一个一二十人的讨论会，大家谈论着开放对话执行上的挑战和系统的议题，亚科也在现场并加入对话。当时我感觉大家都在尽情地表达自己的想法，没有批评，没有结论，只有流动的聆听和对话，似乎人们很自在地让不同的想法流淌在那个空间中，这让我有种说不出来的惊讶。结束后，我问亚科为什么人们可以如此地进行对话。亚科说，因为对话是一个民主的象征。我从来没这么想过，但亚科的回答让我看到对话似乎需要有文化土壤的支持，好好的对话也不是必然可以发生的，这也让我对于对话的发生有了更谦卑的反思。

2015年4月是个特殊的日子，我邀请亚科到台北、武汉、上海讲课。这是亚科第一次来亚洲，他给人们留下深刻的印象，尤其是他现场的访谈。我们会事先安排当地服务精神科患者的团

## 第九章  与不同后现代家庭治疗流派及后现代思潮创始人相遇的故事

队前来和亚科对话，亚科邀请我共同加入到访谈的过程中。在台北有2场访谈，在上海2场访谈。亚科有着家庭和婚姻治疗的背景，重视工作研究，他在访问中自然而不介入，尊重谦怀地和病人、病人家属、精神科医生、精神科护士、心理师及职业复健团队进行对话，理解他们每一个人的期待和关注点。他主要做的是倾听，在访谈告一段落时，他会请我分享我听到大家故事后的反思，他再接着回应，分享他的感想。然后再邀请大家分享每个人的看法，好多病人及病人家属都有着深刻地触动和启发。我充分感受到亚科对声音的尊重，尤其对妄想声音的尊重，病人在这种对话空间中有情感地流动、能深刻地被理解，这让现场学员震撼不已。亚科已有三十多年从事开放对话的拓展和实践经历，在每一步的表达中，处处流动着他多年实务工作的积累和底蕴，这特别感人。这是我第一次和亚科在现场访谈进行合作，我私底下专门问亚科，我的参与对于访谈是否有帮助。亚科告诉我，相比他合作中的一些团队成员，我的参与带来了更多的理解和贴近。我非常珍惜他的反馈，也很高兴我对访谈有所帮助。

在2015年4月，我陪着亚科在10天内从台北到武汉再到上海。除了支持他讲课，我们一起搭飞机、一起吃饭聊天玩耍喝酒，这段经历特别珍贵。这些对话领域的大师们一辈子都在为不同维度的对话努力做出自己的贡献，这让我非常尊敬。当他们来到亚洲时，我总希望尽己之力协助他们讲课，让内容更本土化，我也希望他们在亚洲访问的经验可以愉快充实。其实我自己的讲课邀约也挺多的,但我都会尽量想办法调动,这样才能更好地支持到这些世界级的老师。

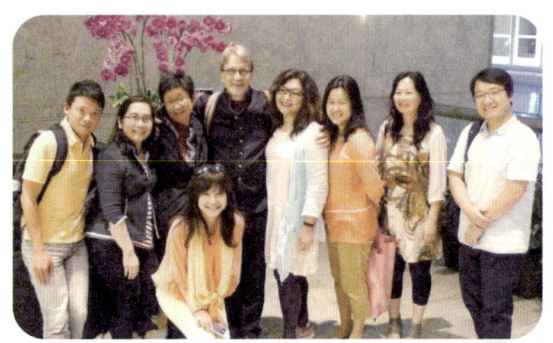

亚科于台北

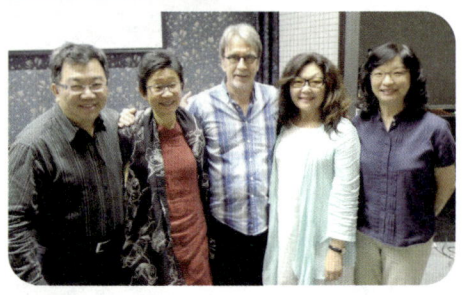

亚科于台北课间

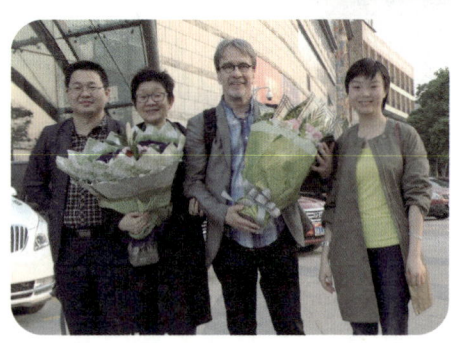

亚科于武汉

## 第九章　与不同后现代家庭治疗流派及后现代思潮创始人相遇的故事

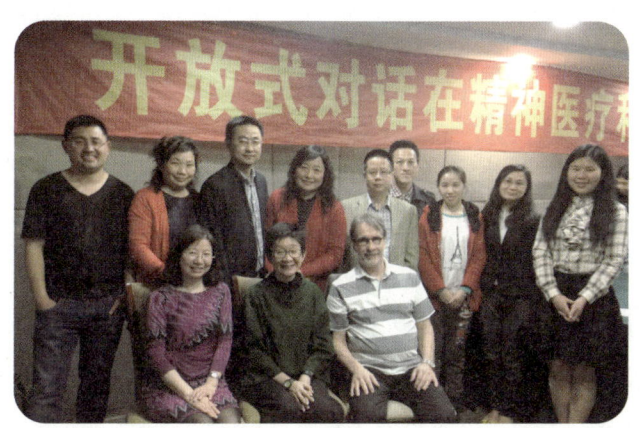

亚科于上海

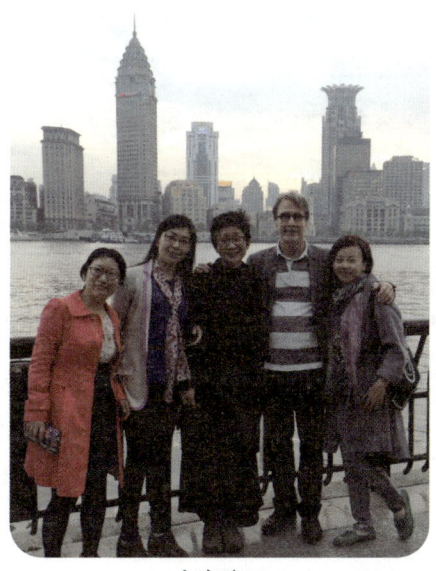

外滩游玩

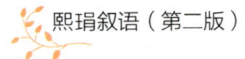

台上的亚科专业且敬业，台下的亚科幽默又风趣。记得在台北第3天课程结束，我们有个庆功宴，我发现亚科喜欢跳舞，于是餐后就带着亚科去跳舞。台北的伙伴陪着亚科跳，大家玩得不亦乐乎。亚科的舞蹈也非常奔放，忙碌了3天的课终于可以放松一下。亚科每天下课都要喝点啤酒，这可能是他生活的一部分，也是芬兰的习俗，因此我们品尝了不少各地的啤酒口味。在上海还到浦东江边的啤酒馆边赏江景夜景边喝酒，度过了一段特别愉快的时光。亚科会和我们聊到他住在外地的女儿和女婿，他很希望和女儿亲近些，但觉得不容易，尤其在女儿住在外地的情况下。我们都很珍惜亚科这种坦诚的分享，觉得和他的距离更近了，也可以感受到一个父亲对女儿含蓄的情感，这特别难得。他的女婿是个现代音乐家，常到不同国家演奏。我们说未来也许可以也请他的女儿女婿来亚洲旅游表演，他微笑着听我们说。我心里暗中记下，希望未来有机会可以促成这件事。

聊天时，亚科告诉我其实他的目标不是教学而是研究，他希望借助仔细的研究，使开放对话能不断地演化。他语重心长地说现在临床的研究太不足了，我们必须多研究才能让临床工作做得更好。他任教的芬兰大学聘了好几位学者和他共同研究开放对话，所以他们有一群研究团队扎实地对开放对话做研究，并定期将结果发表在期刊上。现在开放对话能得到世界各地临床界的关注，与其严谨研究的基础有密不可分的关系。亚科在2018年的春天正式退休，离开在芬兰的教职，投入到世界各地系统性的开

## 第九章 与不同后现代家庭治疗流派及后现代思潮创始人相遇的故事

放对话培训中。

亚科在精神科突破性的工作打开了大家的视野,梵蒂冈也曾邀请亚科去讲课过,可惜遭到一些阻碍未能实现。亚科通过实务工作和研究,发现开放式的对话对人们的症状有很大的缓解,让人们可以不住院,甚至能稳定地工作,对药物的依赖也会变小。这遭到一些反对,但他不断用研究来检验对话的成果和效应,支持开放对话的观点,勇敢无畏地让大家看到什么可以帮助到病人。这点让我很敬佩,也感受到新理念的传播真的很不简单。亚科还很年轻,才60出头,希望在未来的岁月里,亚科能定期来亚洲分享他在精神科研究发展上的智慧与经验,陪伴亚洲的同行对精神科的工作有更多的反思,为病人提供更好的服务。

### 瑞柏·斯登

公共对话方案(Public Conversation Project,简称PCP)是我欣赏多年的重要对话之一,它诞生在我昔日居住的波士顿。因为一些社区冲突事件,一群家庭婚姻治疗师开始思考如何通过系统的对话来缓解冲突,尤其家庭和婚姻治疗的专长就是处理家庭系统的矛盾和冲突。如何将此专业运用于社区冲突中,一直是公共对话方案探索和研究的方向,至今二十多年,研究已取得了很好的发展,也愈来愈受到世界各地人们的关注。

通过长达一年的多方努力,瑞柏·斯登终于有机会在2016年4月来到台北,首次和华人分享公共对话方案。公共对话方案

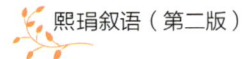

是由一群家庭和婚姻治疗师共同探索合作研发的对话方法，多年来瑞柏一直参与其中，是目前公共对话方案团队训练部门的资深主任，负责世界各地公共对话方案的教育工作。瑞柏第一次来到台北，有着无限的好奇心，到哪儿都想多多了解，而且特别和蔼可亲。和一般美国人极不相同，他总是很自然地分享他的生活故事，而不只是专业故事，因此和他在一起有许多东西可聊。瑞柏在课前还问我，如果上课时分享他个人的故事会不会很不恰当。我告诉他，在台北或在祖国大陆地区，大家都特别喜欢老师分享一些个人故事，这样会让学员看到更完整的人，而且不会减损大家对老师的尊敬。瑞柏这才放心，也让自己的授课更自然地流淌。我也感觉到瑞柏对当地文化的尊重，他想知道自己的表达方式是否有助于当地人的学习。我感受到了瑞柏的开放和弹性，他知道自己是谁，但也会根据不同的文化和场合来进行合作、调整。

我总是喜欢在和老师们交流的细节中体会他们的思维和哲学观，更重要的是看他们如何实践，也就是他们的一致性。我曾问过很多学员，他们会如何选择授课老师，许多的学员反馈，传授知识是一件比较容易的事情，但他们更希望传授的老师能践行本身想传授的理论和知识。老师的生活本身就孕育了丰富的理论和知识，这样他们才能学到更多东西，而不是只停留在知识层面。我特别珍惜学员给我的反馈，我也在不断反思自己是一个怎么样的老师。

## 第九章　与不同后现代家庭治疗流派及后现代思潮创始人相遇的故事

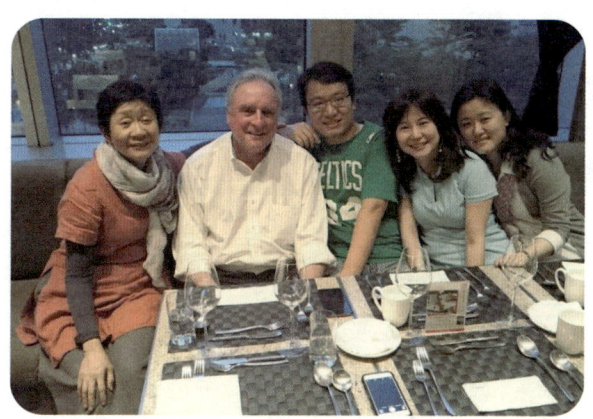

和瑞柏晚餐

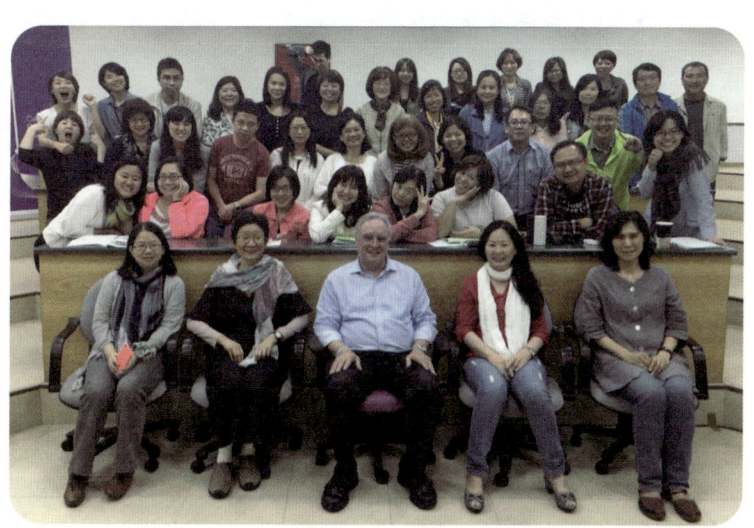

瑞柏来台北上课

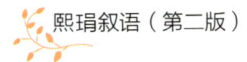
熙珥叙语（第二版）

瑞柏在台北讲了3天公共对话，学员第一次听到这些理念，都特别专注地倾听、联系，瑞柏邀请大家去觉察冲突中自己的身体反应、内在情绪反应、表达脉络的来由和关系的变化，再去反思在此时此刻有没有一些不同的表达，这种不同的表达对身体情绪关系会有什么新的变化。这种练习特别珍贵，可以让学员放慢脚步，好好端详过往发生的冲突，通过觉察和反思拓展学员面对冲突时的更多想法，在对冲突的尊敬中找到更多不同的应对方式。这样一来，不只身体情绪会有不同反应，和冲突对方的关系也会有所转化。当然这只是学习公共对话的一个小练习。

瑞柏讲述道，他和他的团队在和双边对立冲突的人们工作时，往往要做大量的准备，这样双方在正式进入对话时效果才会更好。例如，他们会分别和双边讨论当正式对话时，什么事情是应该避免的，怎么样的问话应加入到双边谈话中。在正式进行公共对话之前，必须有足够的准备，让公共对话的带领者对双方有更多的理解，整合双方对于公共对话的建议反馈来设计公共对话进行的方式。我在听瑞柏讲如何操作公共对话的过程时，内心非常感动，因为他们做得实在太细致了！

在正式进行公共对话前，双边都会被邀请参加餐会并分享个人的故事（例如工作类型、家人故事、兴趣喜好、籍贯家乡），而非马上进入双方意见相反的主题中。这样的安排会让双方有冲突外的联结，在餐会的联结基础上，邀请双边开始谈他们重视的观点（公共对话要谈的主轴）和他们个人故事有怎么样的联结，这

## 第九章 与不同后现代家庭治疗流派及后现代思潮创始人相遇的故事

一设计是为了避免抽象的表述,落实到人们的生命故事上。接下来再请双边谈谈他们重视的观点中有没有一些是不是很确定的灰色地带以及这些灰色地带是怎么来的。这样充满尊重的问话邀请,往往会让双边有机会跨出原来固守的观点,探索灰色地带,打开更多对话空间。在这样的公共对话空间里,人们不再把所有的能量放在捍卫自己的观点和找出对方的错误上,反而可以增加对自己、对对方的理解。双方不一定要改变自己和对方,但在这种对话中,敌对情绪会渐渐缓解,关系会得到改善,原来可能因冲突而出现暴力的情况较有可能转换成尊重、接纳不同的和谐关系。

瑞柏告诉我公共对话不是一个轻松工作,因为社区中的冲突有其文化和历史的脉络,不是一下子就可以改变的。我问他为什么要参与这样的任务,他说不能因为难就不做。他和他的团队看见社区中的冲突,认为需要用不同的对话来面对。他说最近美国有几个大学看到大学生冲突中的严重性,特别邀请公共对话团队进入到校园协助整个校园成为能"对话的校园"(Dialogue Campus),这是长期性的合作。瑞柏本人特别兴奋,他觉得如果大学生能提前学习面对冲突的有效对话,会对将来社会工作和建立家庭有很大帮助。对话是用来改善生活的重要工具。

瑞柏原本是位咨询师,和有精神科议题的个案工作。在长年的工作后,他决定要走出咨询室,和社区工作,而不停留在原本咨询的位置上。他希望通过公共对话,能把专业带入小区议题。我问他谁适合做公共对话,他说最好有咨询师专业背景,因为公共对话对如何对话及如何设计问话非常讲究。在他的经验中,有咨询的背景能更好地把公共对话做好。

瑞柏是个情感丰富的人,他爱他的妻子和女儿,会分享他和妻子和女儿的生活片段、居住的环境和照片等。记得他看到我带着在台北买的一个带着花和草的手工戒指,然后觉得自己妻子也会喜欢这个戒指,因此我们找机会带他去买类似款型的戒指作为送给妻子的礼物。偶尔去哪儿逛逛吃吃,他也会说他妻子女儿一定会喜欢。他把妻子女儿放在心上,常想到他们,这真是特别的好。瑞柏也大约60出头,有着丰富的实践经验,他很开心能到台北分享公共对话,也希望未来有机会再来。我说一定的!

---

上面6位老师都是后现代对话的实务工作者,每位老师都有扎实的家庭治疗临床背景,均带着系统和关系的视野去发展他们的实务理论,在对话的领域有着重要贡献。接下来我也想分享另外两位在后现代领域指导思想上非常重要的老师:肯尼斯·格根(Kenneth Gergen)和席拉·迈可纳米(Sheila McNamee)。

### 肯尼斯·格根

在书写和肯尼斯·格根(Kenneth Gergen)的缘分时,我参考了我为格根两本中文翻译版书籍写的序。这两本书分别

## 第九章　与不同后现代家庭治疗流派及后现代思潮创始人相遇的故事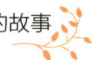

是《酝酿中的变革：社会建构的邀请与实践》(*An Invitation to Social Construction*) 和《关系的存有：超越自我・超越社群》(*Relational Being: Beyond Self and Community*)。

大约在1989年左右，我在读博士时期开始接触后现代思维，接触越多越喜欢。读到格根早期的书《饱和的自我》(*The Saturated Self*) 中所提倡的理念，我有种遇到知音的感觉，他突破性的主张，让我内心产生了极大的共鸣。格根在这本书中邀请我们一探现代人的自我认同是如何被各式各样的信息所浸染却不自觉。我还记得看了这本书后，和当时在念物理博士的先生热烈讨论了我们身处这个世代对自我形成的觉察、无法觉察及选择。这些思维一直影响着我，也一直陪着我到今天。而我也一步一个脚印地去看自己如何把这些思维应用于实务工作、教学与生活中。

我第一次听格根的讲座是在1999年8月21日在波士顿举办的美国心理学会（American Psychological Association）上，当时我住在波士顿，可以就近参加这个重要会议。在19年前泛黄的笔记纸上，记录着格根当时所说的话，笔记本上有这4个重点：

(1) 社会建构学说希望邀请多元的理论、声音、方法和各种可能性。
(2) 让所有的资源都能很好地被使用（例如不否定实证的研究，探索如何在它们的空间里好好运用）。

(3) 尊重多元的治疗走向（每一种治疗走向都可以给不同族群提供不同的思维和语言方式）。

(4) 欢迎质性研究（不因其不谈效度、信度而对其设限，反而相信效度、信度会从不断的对话中演化与成长，而且是奠基于对话的过程）。

大家可以看到他正带着一个开放的视野，邀请我们珍惜多重现实（multiple realities）。

社会建构到底是什么呢？简单来说，这个理念邀请我们不再理所当然地去体验生活，而是检视反思我们到底是带着怎样的模式去定义自己和他人的生活。社会建构不是一个固定的理论，它更像是一种如何理解、探索生活的思维与态度。它重视的不是告诉大家唯一的真理，而是邀请大家增加选择、带进多重观点的过程。

格根也检视了个人主义带来的限制，邀请大家去看见人们如何通过关系中的交谈来不断界定自我，自我的形成是离不开关系的。他对科学是如何支持掌权者而非纯属中立的立场有着很深的反思。他也看见理性、情绪、记忆等其实都是在关系里建构的。

这个世界正在经历剧烈的变化，当人们带着既定的思维去和不同的人相处时，往往会产生冲突，彼此斗争。格根通过社会建构理念，邀请大家思考如何在不同中共存，检视谁的声音被削弱了，谁拥有较多的权力；虽然世界越来越复杂，但格根希望提供一种崭新的思维方式，让大家可以持续发展，而不是看谁越来越好。

## 第九章 与不同后现代家庭治疗流派及后现代思潮创始人相遇的故事

后现代家庭治疗里的焦点治疗、叙事治疗、合作取向实践及反思理念,和社会建构学说有许多互相辉映之处。前者是对过去家庭治疗进行反思而产生的不同学派,后者是对人文科学的反思所演化出的理念。不同的时代总会有不同的反思,这些具有时代意义的反省总是引人深思,启发我们去了解我们的时代,进而试着去探索适用于这个时代的理念和实践。许多后现代教育观、研究论、组织管理等和社会建构学说也有许多密切的关联,也都是顺应这个时代的现象而产生的反思,以及在反思中建构出的理念和实践。

格根是这个时代的思想家,他每一本书都很值得阅读。我身为一个家庭与婚姻治疗师,虽然主要从事教学、督导和实务工作,但也不断地去反思社会建构理念,反思我们到底如何建构生活会带来改善、希望和创新,这是我很重视的过程。无论我对家庭治疗的思考有什么变化发展,我总会常常去看看格根的书与理念,他提的东西对我是一种提醒和启发。

这几年我也在教授的有些课程里和我的学生分享格根的理念,学生们主要来自心理咨询、教育、社工、职能治疗与精神科学界,他们发现格根的思维对自己的生活和工作有很多启发。格根的理念可以运用的领域非常广,例如教育、组织、企业、政策、医疗、精神科、研究……不只是心理治疗而已。

在2016年为《关系的存有:自我与社群的超越》写繁体中文版序言时,我也对格根的思路有了更多的"看见"和理解。

在格根几十年的学术生涯里〔哈佛大学4年,斯沃斯摩尔学院(Swarthmore College)49年〕,他大量的阅读、反思、研究、与人交流、到各地教学并关注世界的发展。在2009年写出了这本著作,在书中将他最重视和在乎的理念做了更整合仔细的阐述。在认为个人内心状态是核心,需要面对和处理的心理学脉络里,格根认为这种现象会产生隔离的文化,每个人把自己过好,把自己照顾好就够了。但社会也变得更竞争与对立,甚至更严重者扩及到社群间的对立、族群间的对立,甚至国家间的对立。进而产生不良的后果,例如暴力与战争。

而对以上提到的限制与危机,他提出,个人的心理状态其实是社会实践和关系的产物。例如记忆、理性思考、体验、情绪、意向、创意等,都是人在关系中发生的相互参照的行动(coordinated action)。也就是说,个人基本上是关系进行的产物,而非关系是个人的产物。他特别提到,原本心理学强调的内在冲突,其实唯有通过关系才能抵消。他强调只有在建立关系的过程中,人们才能创造出"内在世界","个人心理"不能从关系中分离存在。

书中语重心长地提倡我们移向新启蒙(New Enlightenment),将个人价值观移向关系的价值观,一种关系的意识(relational consciousness),这是个类似当头棒喝的思维。

在2014年,我在台北创立的茵特森创意对话中心第一次邀请格根来台带领其第一个在台湾的工作坊,身为ICCP的负责人,我特别感谢南京师范大学的杨丽萍老师和张新平老师的全力

## 第九章　与不同后现代家庭治疗流派及后现代思潮创始人相遇的故事

支持和协助。因为他们，台湾的学员们才能有机会和格根相会、向格根学习。格根与其妻子玛丽·格根女士同台演讲，我们可以看到他们夫妇是如何一块合作的。格根女士除了讲一部分课外，会在格根讲课时不定时地给予建议，提醒格根哪些地方还需要多加补充。我们可以看到夫妻合作的精神，格根女士希望协助格根让讲课更更完整，虽然我们坐在台下光听格根的讲课内心就已经澎湃不已了。他们夫妻会共同在台上通过表演（performance）来和大家分享不同的建构和解构，特别活泼有趣。

来台湾时格根快80岁，他夫人也七十多岁了。我们特别感谢他们的到来，在他们不长的停留时间里，我们带他们到山里看表演，玩中式乐器，吃美食，也带他们泡温泉，做做舒缓的按摩，尽量争取时间让他们可以放松。考虑到他们夫妻个子都很高，一定会安排较宽敞的车子。2014年这场工作坊的第二天早上，格根告诉我前晚是他们的结婚纪念日，他们去了一个瑞士餐厅，过得非常愉快。我问他们怎么知道这间餐厅，格根说是网上找到的。我看到了他们在异地的探险和创造生活情趣的心思，我都还不知道台北有瑞士餐厅呢。

2017年秋季，格根夫妇再度来到台湾。仍然要感谢南京师范大学杨丽萍老师和张新平老师的全力支持和协助。这回格根就快83岁了，夫人也快80岁了。他们实在是一对神奇的夫妻，看他们的同台讲课、和他们的交流，总会启发着我们。我们思考着格根夫妇年纪如此大，仍然愿意飞到这么遥远的东方来和我们分享他们一生的专业智慧,我们可以做些什么小小的回应来感谢他们的付出。于是我们在课堂的结尾特别安排了一场年轻人演唱的阿卡贝拉人声无伴奏合唱,和声清脆动人。格根夫妇和在场的众人都很喜欢这一场现场演唱会。我当时刚搬到市郊山坡上的新居,想着如果格根夫妇可以来家里坐坐,和我们当地的生活有些联结,一定会很好。所以我们在家里办了一个餐会,由台北开平

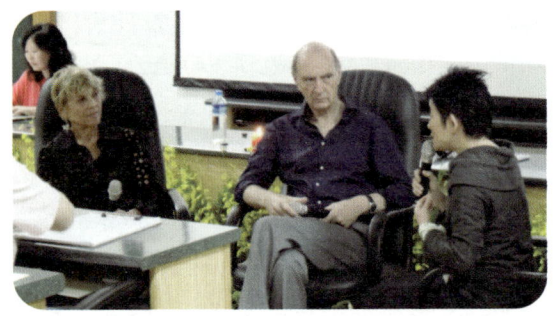

课上访谈

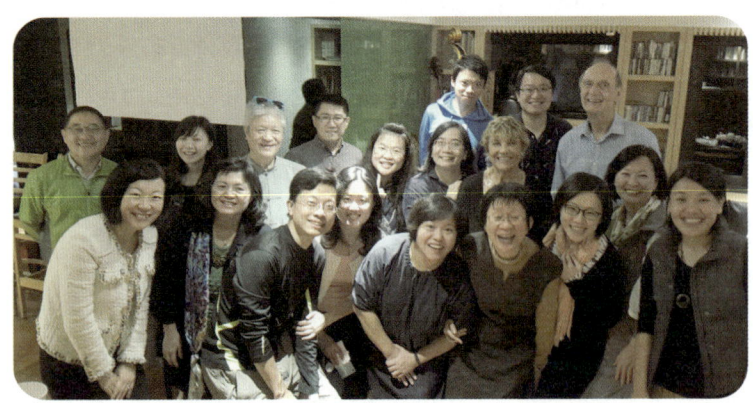

客厅餐会

## 第九章 与不同后现代家庭治疗流派及后现代思潮创始人相遇的故事

餐饮中学的学生们准备餐点送到家里。我很高兴格根夫妇和一些朋友可以过来玩玩,让新家蓬荜生辉。大家在红酒及美味的食物陪伴下,度过了一个愉快的夜晚。

这回格根夫妇在课后可以多待几天,我们邀请他们坐高铁到中部的日月潭一游,我请先生和我们同行,因为先生过去在美国波士顿麻省理工学院做了12年的科学家,格根也在哈佛大学教过好几年书。我想有先生的陪同,会让这个小旅行更丰富。果真,格根对科学和物理也有极大的兴趣,看格根和先生面对大好风景但专注讨论科学和物理,也特别有趣。

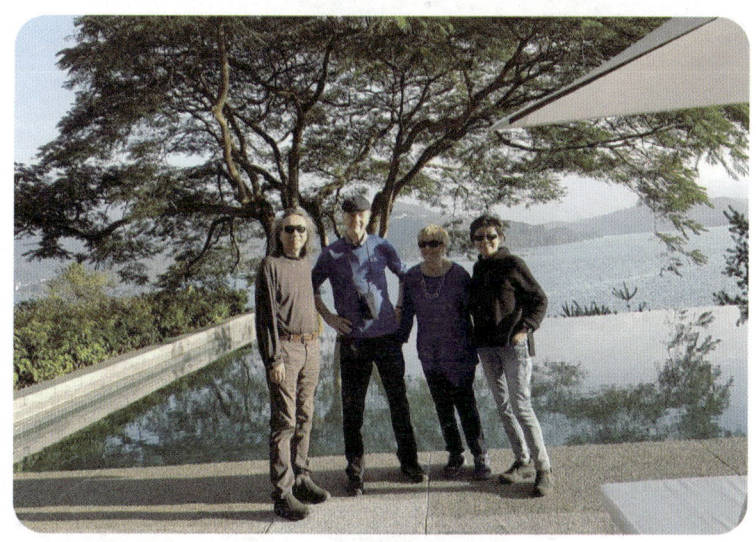

日月潭游玩

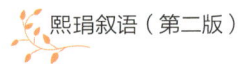

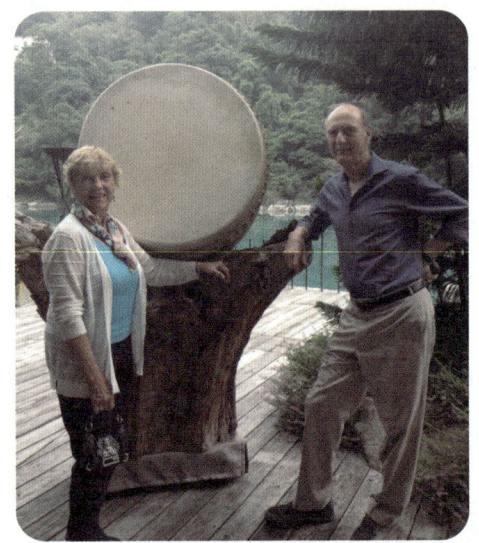

台北郊外

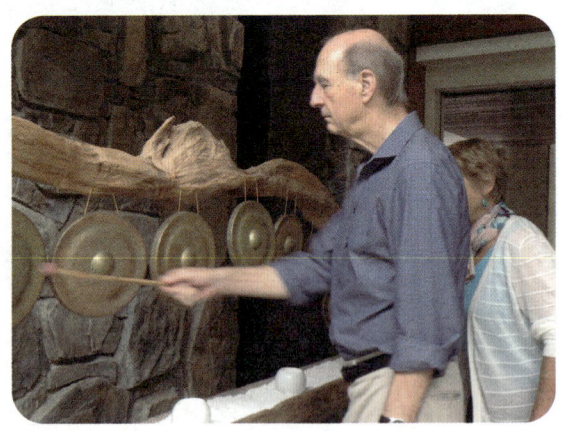

敲锣

## 第九章 与不同后现代家庭治疗流派及后现代思潮创始人相遇的故事

这次旅行也让我更清楚格根夫妇喜欢什么、什么会让他们更放松,尤其是长年在世界各地旅行,有很大工作量的状况下。对这些引领后现代思潮的老师们,我心中一直很珍惜很感谢,总希望他们在给予我们后现代思维的宝藏时,我们也可以稍微关照他们一下,让他们在风尘仆仆的旅行中也同时有种被滋养的感觉。我过去在美国住了20年,接触过许多西方的师长和同学,对他们在生活中内心的渴求还是有一些基本了解的,我邀约主办这些我尊敬的后现代老师的工作坊时,都会想办法去创造小小的滋养,给他们带来放松和愉悦。我希望自己能用些心,让这些老师们除了教学,也能在东方品味到我们日常的生活与文化。

在心理咨询和家庭治疗的工作里,格根也给我带来了特别深刻的启发。正如同他所强调的,如何去开发关系中的资源与创意,而不仅止于照顾系统中的单一个体。例如在家庭与婚姻治疗的训练课程里,我常会引导鼓励学生进行关系性的问话与对话,邀请家庭在关系的对话中建构对他们有意义的生活与关系。格根在书中提到了对家庭治疗有极大影响力的人类学家葛雷果里·贝特森(Gregory Bateson),贝特森注重生态学的整体性和循环性,而非因果性。长期以来这点对我思考对话的循环性一直有着重要的启示。走笔至此,我再度看见自己专业关系对话的养成和源头,均受到格根与贝特森两位思想家极大的影响。

写到这里,我也在思考是什么让自己在本书的第二版中纳入和这些后现代对话大师的关系的故事。前面可能也有简单提过,我想是我从过去、现在,再展望到未来,都不断受到这些后现代对话大师的启迪。当然我现在的角色不只是咨询师和家庭婚姻治疗师,自身许多其他的工作也在推动这些理念,支持有缘人成为他们想要成为的对话工作者及想要成为的人,也希望我的咨询能不断拓展。

### 席拉·迈可纳米

接下来我想介绍另外一位非常敬重的后现代思维大师——席拉·迈可纳米(Sheila McNamee)。早在我住波士顿的时候便认识了席拉。当时我在非营利社会福利组织担任处理家庭危机团队的主管,也任职圣约翰大学家庭与婚姻治疗的兼任教授,工作非常忙碌。每次在会议中遇到席拉,她总会邀请我去她在北方任职的学校找她。虽然因为行程紧凑没去成,但总让我觉得很温暖。当时我在白人世界工作,遇到很多艰辛和挑战,虽然身旁也有一些师长朋友,但关系中的温暖还是罕见的。因此不只学术专业性,她带给我的温暖更让我印象深刻。

最早我读到席拉的一篇演讲文章是《研究是一种对话》(*Research as conversation*),当时是20世纪90年代中期,年轻的我受到非常大的震撼。在那个年代,学术界对研究普遍的认知是"研究者如何客观系统地收集分析数据,找到客观的现实"。席拉却对研究进行了深度反思,邀请大家去看研究背后蕴含着的对话性,以及研究者是如何邀请参与者在对话中贡献知识、而非研究

## 第九章 与不同后现代家庭治疗流派及后现代思潮创始人相遇的故事

者原本默认的知识的。那时我已经学了很多研究方法,也读了论述不同研究方法的教科书,但总觉得在既有研究领域中,研究根本性思维的东西是不足的。在读到席拉的这篇文章时,我内心震撼而欣喜,她的倡议似乎打开了我当时对原本窄化的研究思维的一扇不同的门。

2012年,席拉出版了另一本很有冲击性的书《研究与社会改变》(*Research and Social Change*),她提到研究到底是为了什么,研究的意图是什么。她通过关系建构学说检视研究是否可以更积极用心地带来社会的改变。原本我们认为研究是一项学术活动,学者必须定期做具有科学质量的系统研究,对专业进行更多科学性的诠释和理解。但尤其是对人文学科的研究,席拉做了更进一步的反思,思考是否可以通过研究带来更多的社会改变。参与者在研究中可以体验自身或社区的转化和改变,研究成为服务社群的一种方式。这种研究者对研究意图的反思打开了研究的更多可能性;这种研究视野充满了人文的关怀,也给日后无论做研究顾问或带领学生做博士论文的我以更多的启发。我有着咨询和家庭婚姻治疗专业背景,能将原本专业中重视改变的理念牵移到研究的领域中,让我在内心中很有共鸣。同时,席拉这么多年来一直在探索如何将后现代的多元视野带入到人文科学"研究"中,她的思维和反思,让投身人文学科的我们不可轻忽。

席拉另外一本很重要的书是她早在1999年出版的《关系的责任》(*Relational Responsibility*)。这是一本对西方个人责任的思潮进行检视的书籍。她邀请大家思考个人责任与关系责任的差异性、二者对话的根本不同，以及关系空间的比较。她不是要否定个人责任这个理念，而是希望大家可以思考若将关系责任放入到我们的专业和生活中会带来什么变化。她语重心长地把关系责任视为一种伦理观，探索我们想要创造怎么样的世界。有了关系即责任的理念，会对我们关系产生何种不同的行动和想法。关系即责任的理念和原本文化中理解的重视关系有些许不同，二者都重视关系，但前者是在冲突中以关系的灌溉为根本，而非个人利益优先；后者虽然也重视关系，但一旦有冲突时，可能会以保护个人利益优先，关系的维持不再是重点。二者根本思维不同，因此操作方式也不同，关系可能也很不相同。

在咨询和家庭治疗领域，带着关系责任的思维去对话，咨询师就不再会挑剔个案的缺点和问题，而是去思考如何在个案的缺点和问题中创造一个流动的咨询关系。个案不再被视为是唯一必须努力的人，咨询师也会期待自己带着关系责任去经营咨访关系，让个案在咨访关系中觉得自己是重要的、被相信的人，通过关系责任为根本的咨访关系灌溉来源。关系责任是一份伦理观，也是一份哲学观，它并不很容易操作，但却值得我们去思考和练习。关系责任可以运用的范围很广，除了咨询和家庭治疗，教育、社工、研究、医疗、企业、国际关系，再到家庭、婚姻、亲子等都可运用于反思和实践。

2017年，席拉的第一本中文版书《翻转与重建：家庭治疗与

## 第九章　与不同后现代家庭治疗流派及后现代思潮创始人相遇的故事

社会建构》(*Therapy as Social Construction*)终于在台湾由茵特森创意对话中心与心灵工坊合作出版。接下来会引用一些我为这本书写的序言：

"这本书在1992年出版，也就是四分之一个世纪之前的时光，当时我还在读博士。此书出版的那个年代，社会建构的思潮才刚萌芽，我和同学们视此书为珍宝，贪婪地阅读，希望在此思潮的资源尚未很充足时，就尽可能地捕捉、吸收任何值得学习的东西。这本书也是我参加博士班资格考试的重要参考书籍。

在2017年9月，我阅读着中文翻译版，25年前购买的英文原文书守候身旁，以备我需要中英对照时能随手翻阅。历史的洪流在我的脑海流过，想到1992年的时空脉络，想到2017年华人与社会建构关系的脉络，想到未来可能的发展，这对我而言是一种很特别的经验。似乎在阅读中经验着历史，对社会建构的发展再反思，打开了我原来阅读此书没有预料到会产生的想法。"

"第十二章中，作者席拉·迈可纳米从'危机'的论述着手，发现原本以个人为核心的普遍论述转移到危机的论述其实是关系的产物，以及转化自我认同的机会；她试着用另外一种后现代的视野来看危机。不同的论述会建构不同的危机感和不同的关系。这是25年前的文章，2017年读来仍然深获启发，让人对危机的论述有更深刻的反思。如何从危机中的关系开发出新的对话与可能性，而不停留在危机只是个人的事情这一层面。这本书是席拉在台湾的第一本译本，相信她和肯尼斯·格根所编辑的这本书，对大家学习社会建构如何运用在心理治疗上会有更多的启发。"

2014年3月,茵特森创意对话中心第一次邀请席拉到台北讲授3天的工作坊,大家大受启发。随即在国际后现代对话中心和武汉华夏咨询中心的邀约下,席拉在武汉大学做了一场晚间对话论坛及3天的工作坊。武汉的安排皆由当时国际后现代对话中心执行长姜辣安排执行,特别感谢姜辣的投入与努力。这是席拉第一次在祖国大陆讲课,有历史性的意义,许多来自全国各地的学员都前来参加,大家非常用心地聆听席拉的理念和经验,收获非常丰富。

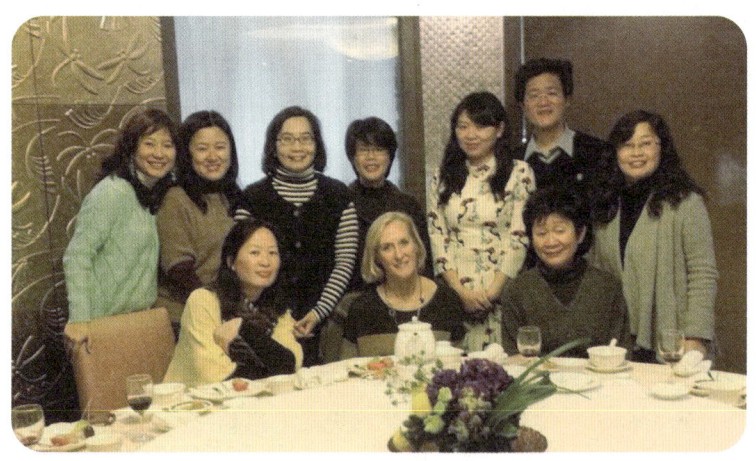

席拉于台北

我从台北前往武汉,全程与席拉在一起度过了10天。我想支持她在华人地区的讲课,和她共同讨论反思课程。时不时带领

## 第九章 与不同后现代家庭治疗流派及后现代思潮创始人相遇的故事

一些导读,和学员分享我对席拉理念的诠释,也希望支持学员的学习。看到席拉的敬业,在翻译的挑战中前进,让人特别感动!2014年3月在台北讲课期间,天凉没有暖气,席拉着凉了,我也没想到带衣服给她穿,觉得自己实在糊涂。后来才想到带毛衣给她穿,工作坊结束第二天我们赶紧带她去医院,实在难为她了。当时我的助手恕颖在这期间帮忙照顾席拉,提供各式各样的保健品、精油、按摩,做各种事情让席拉可以舒服些,很感谢恕颖用心的照顾。席拉在着凉期间仍一直向我们感谢对她的照顾。她在生病时对人还是这么友好,也让我印象很深刻。

2018年3月,席拉在台北茵特森创意对话中心的邀请下再度来到台北进行2天的工作坊和1天针对国际合作认证学员的课程。这次的主题是"关系的责任",这是非常重要的理念,但也不易实践。现场学员在大量倾听和讨论中进行深度的反思。这种根本性理念的介绍和推动特别有价值,台北茵特森创意对话中心目前正和心灵工坊出版社合作翻译席拉的《关系的责任》,希望不久的将来大家可以有中文版阅读,能对关系的责任有更多的琢磨,用自己的节奏去消化、理解、实践关系的责任。

继台北之行后,我陪同席拉到了上海,这次是由上海后现代对话中心邀请、上海嗨噜光文化传播有限公司承办的一场2天的工作坊,主题是"社会建构心理学视野下的对话、咨询、伦理与研究"。席拉的讲课总是精练清晰、字字珠玑,偶而我也会参与分享自己的感想,也希望在英文讲授、中文翻译的空间中,偶尔增

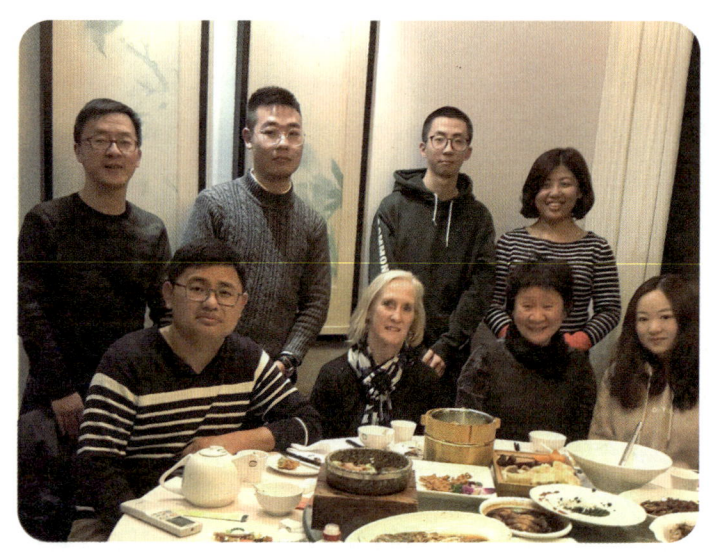

席拉于上海

加中文的流动。虽然就算在上海和台北,对新理念的推动和招生也很是不易,但席拉在后现代理念中有着世界引领人的地位和角色,因此邀请她到亚洲来是件极其重要的事情。我们告诉自己,推动有价值的新理念都是需要时间的,无论当下这些理念是否被大家看见。

写到这里,也让我看到自己专业的脉络和演化。我是咨询师出身的,在与大量的家庭婚姻亲子组织工作后,才回到亚洲居住,并开始思考在当今的咨询脉络中该如何工作,才能带来更多的希望和可能性。因此我开始到各地讲课,分享在中外多年咨询实践的收获与心得。我以叙事实践为基础,但在讲课中贯穿了多

## 第九章 与不同后现代家庭治疗流派及后现代思潮创始人相遇的故事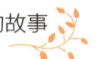

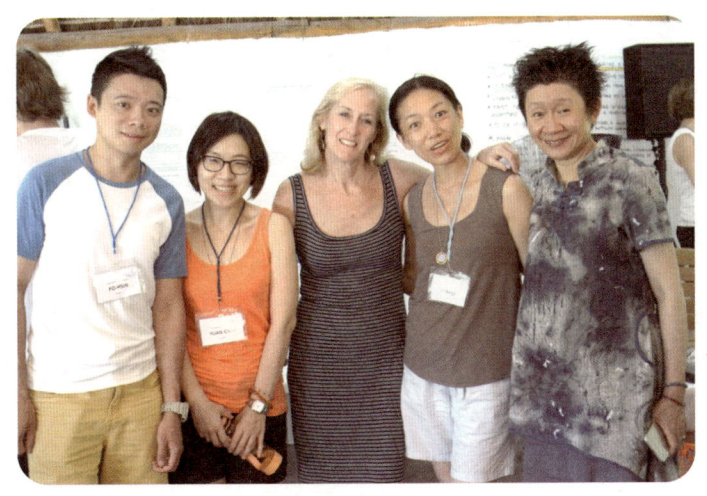

席拉于墨西哥

年浸泡在后现代多元思路中的体验和累积。我希望学员可以不只学到叙事实践,还能体验到许多后现代的精神元素和实操。也许只是简单的一句话、一句朴素的回应、一个不同的观点、在访谈中的流动、被感动的眼泪,亦或我内在思考的透明化等等。我常告诉学员"浸泡"的重要性,在浸泡中不经意的自然转化,给自己与他人带来新鲜的想法与支持。而我也在不断在演化,不断收到跨领域的邀约,从事不同领域的对话,这都超乎我原来的想象。也许未来有机会可以再和大家分享我在不同领域的成长。

我和先生在一起那么多年,他对我有很多了解。他认为我是一个拓荒者,愿意冒险、开创新局,不喜欢做一个跟随者。我也在想，我之所以于2013年9月在台北创立茵特森创意对话中心，就是希望通过此平台推动后现代理念；在2017年创立了亚洲创意对话中心，希望通过此平台整合我想创造的对话空间。未来也许会有新的变化和创造，完全根据到时的状况和需要来演化。我这几年专注于邀请世界级后现代大师们前来华人的世界，先以台北和上海为驻点，未来希望有更多的华人可以接触到他们。我相信，在接触这些大师时，我们有机会开发自己，让自己无限拓展，靠近更大的自己。如此一来，不管咨询还是生活，都能同时成长，不只可以成就自己，还可以成就他人。

2018年3月席拉再次到来，我们希望在课余可以安排一些放松活动，让她可以玩一玩，尤其上回她来台北因感冒都没玩到。我在课程的最后一晚邀请席拉到我家，和第一届国际合作认证学员相聚聊天，请了开平餐饮中学的老师带着学生准备可口食物和点心宴客。学生们不只把菜和点心做得好吃，他们的礼仪也让所有的客人觉得愉快舒服。我觉得第一届认证学员能有机会和席拉在家里坐坐聊聊，尤其是聊课堂外的事情会特别好，也特别有趣。这回席拉来也希望可以到台北之外的地方看看，格根夫妇推荐席拉去我们上回一块去的日月潭，因此我也请先生加入一块陪席拉去日月潭，带席拉泡泡温泉、按按摩、吃当地的野菜、散散步、看看美景、喝点红酒。都是些很朴实的事情，但我希望席拉的身体有机会被大自然滋养照顾。席拉平日工作特别认真卖力，一直全力主持陶斯学院的相关业务。在后现代的领域中，她做出

# 第九章 与不同后现代家庭治疗流派及后现代思潮创始人相遇的故事

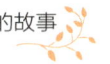

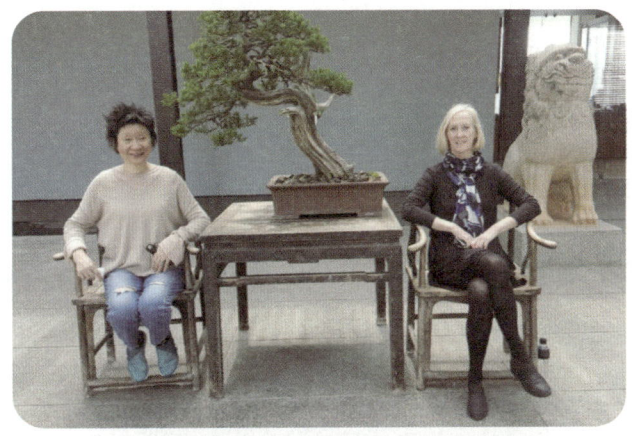

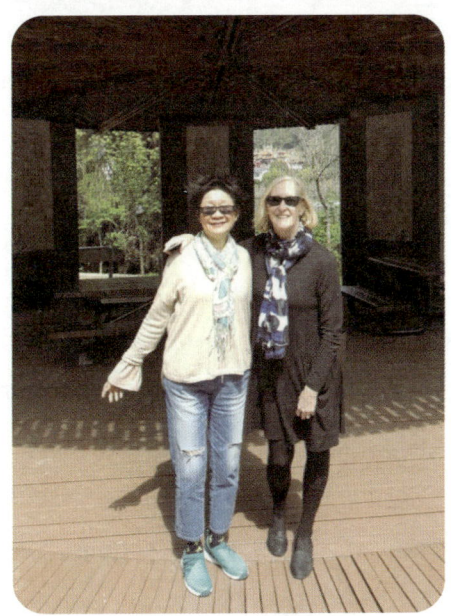

日月潭游玩

了极大的贡献。我觉得自己能通过美好的大自然回报一下席拉，也是件好事。

其中让我印象深刻的一件事情是当我们一起从台北飞上海时，那时我们坐在一块，用香槟互相敬对方，席拉说"你让我的旅行更轻松！"（You make the trip easier）。其实在2017年12月，席拉刚做了个髋关节的大手术，医生说她必须休息3个月才能飞行。这回来亚洲是她开刀后的第一次飞行，在来亚洲之前她还和医生确认，得到允许才正式踏上旅程。我的内心充满着感恩，感谢席拉愿意在身体不适的情况下仍然来台北、来上海。大家都很幸运能邀请到她。这也更加提醒我别把席拉累坏了，要好好照顾她。和席拉在一起，会感受到她对世界有着许多反思后的关怀，她热情、直率、坦诚、投入大量的思考和实践，是我尊敬的老师，更是一位让我感动的后现代前行者和开创者。

另外想提及的是，多年来我陆陆续续推荐了许多叙事和后现代的英文书，并和出版社合作将这些书翻译成中文，让更多人可以通过中文理解叙事及后现代的理念。这些书很多都在后现代思潮的发展中有着重要的历史意义，也都是我十分欣赏的。写序是一定的，审阅也量力而为。有部分书我做了整本的审阅，有部分书在写序过程中再看了一遍。我也通过这本书的再版，整理了自己近20年在后现代思潮书籍上的投入与心意。我觉得这些重要书籍的出版及中文化实在很是珍贵，更重要的是，人们可以在文字中好好浸泡反思，将文字及思维转化成生活和工作中的实践。我亲自

## 第九章　与不同后现代家庭治疗流派及后现代思潮创始人相遇的故事

写序和／或审阅的英译中的书籍书单如下。

| 书名 | 作者 | 出版社 |
| --- | --- | --- |
| 《故事・解构・再建构：麦克・怀特叙事治疗精选集》 | 麦克・怀特 | 台湾心灵工坊 |
| 《故事知识与力量：叙事治疗的力量》 | 麦克・怀特，戴维・艾普斯顿 | 台湾心灵工坊 |
| 《翻转与重建：心理治疗与社会建构》 | 席拉・迈可纳米，肯尼斯・格根 | 台湾心灵工坊 |
| 《关系的存有：超越自我，超越社群》 | 肯尼斯・格根 | 台湾心灵工坊 |
| 《开放对话，期待对话：尊重他者当下的他异性》 | 亚科・赛科罗，汤姆・艾瑞克・昂吉尔 | 台湾心灵工坊 |
| 《叙事治疗三幕剧：结合实务训练与研究》 | 吉姆・度法，劳拉・蓓蕊思 | 台湾心灵工坊 |
| 《酝酿中的变革：社会建构的邀请与实践》 | 肯尼斯・格根 | 台湾心灵工坊 |
| 《说故事的魔力：儿童与叙事治疗》 | 麦克・怀特，艾莉丝・摩根 | 台湾心灵工坊 |
| 《家族再生：逆境中的家庭韧力与疗愈》 | 芙玛・华许 | 台湾心灵工坊 |
| 《叙事治疗的实践：与麦克持续对话》 | 麦克・怀特 | 台湾张老师文化 |
| 《合作取向治疗：对话、语言、可能性》 | 贺琳・安德森 | 台湾张老师文化 |

| 书名 | 作者 | 出版社 |
|---|---|---|
| 《合作取向实务：造就改变的关系和对话》 | 贺琳·安德森，黛安·葛哈特 | 台湾张老师文化 |
| 《叙事治疗的工作地图》 | 麦克·怀特 | 台湾张老师文化 |
| 《儿童叙事治疗》 | 珍妮弗·佛瑞曼，大卫·艾普斯顿，廸恩·罗勃维兹 | 台湾张老师文化 |
| 《儿童叙事治疗：严重问题的游戏取向》 | 大卫·艾普斯顿 | 台湾张老师文化 |
| 《行动的反思团队：家庭治疗中的合作式应用》 | 史蒂夫·弗里曼 | 台湾张老师文化 |
| 《焦点解决咨商：案例精选，激励人心的治疗故事》 | 茵素·金·博格，依芳·朵兰 | 台湾张老师文化 |
| 《叙事治疗：构解并重写生命的故事》 | 吉儿·佛瑞德门，金恩·康姆斯 | 台湾张老师文化 |
| 《创建欣赏式团队：用48个关键正向提问打造高效能团队》 | 戴安娜·惠特尼 | 台北城邦印书馆 |
| 《青少年家庭治疗：发展与叙事的方法》 | 安妮·费舍尔 | 上海华东师范大学出版社 |
| 《合作取向治疗：对话 语言 可能性》 | 贺琳·安德森 | 北京希望出版社 |

## 后 记

## 踏实地学习与咨询师生涯的反思


写完这本书,我内心很踏实,因为终于有机会和大家分享自己作为咨询师一路来的历程,分享我是如何通过点点滴滴成长至今的。这里有太多的细节,包括学术训练的奠基,不同实习的磨炼,自己从新手学生到督导、从训练顾问到工作坊层层相扣与铺陈的累积及心得,实在很不容易。我也喜欢这份踏实感与在踏实训练中不断蜕变、成长与展现的过程。

我1982年接受"义务张老师"1年的训练,2年的志愿服务;1985年出国念硕士研究生课程,1987年拿到硕士学位;1988年进博士班,1993年年底拿到博士;1994年到波士顿开始教学,同时在社区里服务不同的群体,做督导、做行政、做机构领导;2005年回台湾,开始在祖国大陆以及其他亚洲地区工作,算起来也35年了。这是个充满挑战、丰富又有趣的过程。

我们都知道医生要医治人们的身体,因此医生的训练是非

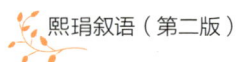
熙珺叙语（第二版）

常严谨不容马虎的。想想咨询师的行业是医"心"的工作，更是不可轻忽的工作。身体固然复杂，人们的心也同等的复杂和具备挑战性，因此我越来越觉得咨询一定要扎实谦虚地好好学、好好做；否则人们把他们的心摆在我们面前，我们却没好好做，那真的对不起来跟我们谈话的人，更对不起这个职业。

当然什么叫好好学，见仁见智，每个人的定义可能有所不同，不同学派对如何学习可能也有不同的想法。我想说的是我对"对话"和"故事"的想法，供大家参考。对话是我们每天都要做的事情，就像吃饭、呼吸般重要。每个人从小到大，不管过得如何，总是有很多的故事及给故事赋予的意义。所以故事对人们而言是既基本又重要的事情，生活中若是没有机会分享我们的经历、对故事加以诠释，也是会让人难受不舒服的。对话和故事看起来是这么家常，好像也没什么特别的，但在多年的学习、咨询的过程中，我发现"对话"和"故事"其实大有学问，世界各地的研究者也前赴后继地在探索到底"对话"是什么，"故事"是什么，该如何来理解它们才能让咨询师更使得上劲。现在的我对"对话"和"故事"的态度是谦卑的，觉得它们的背后有太多值得我们学习和反思的地方。因此在我的教学中越来越倾向于探索逐字稿里的对话和故事，从中细细去品味学习"平凡中的不平凡"（怀特，2004），这是一种从实务中去探索知识的历程，特别的扎实、贴近人心。

整本书要强调的主题就是踏踏实实地学咨询、大量地做个

## 后记　踏实地学习与咨询师生涯的反思

案、经营同辈督导团体、好好自我成长和在关系中成长，以及不断研读自己做咨询的逐字稿（不只看老师的逐字稿）。只要持之以恒，假以时日，你一定会看到自己做咨询的成长，而且咨询的效果一定会更好。

在再版时我想说，我热爱咨询对话带给人的变化。现在的我角色变多了，不只是陪伴人们、成为心目中优秀的咨询师或是能够将对话运用到不同领域的工作者，更重要的是陪伴人们成为想要成为的自己，建立起与想要创造的生命的关系，进而遇见更大的自己。

在过去我主要关注的是如何做好一个咨询师，做好一个婚姻家庭治疗师。在这个基础之上，现在我对叙事及后现代思维能如何运用在不同领域也有很多热情。例如在教育、教学、研究、组织、医疗、健康管理和生活等方面，我希望自己可以不断地蜕变和成长。特别是2018年9月我迈入了人生另一个阶段——60岁。我仍然好奇未来的自己，好奇未来和大家的缘分，便只踏实前行就是！